評言社MIL新書

クリエイティブディレクターが起こす
調剤薬局革命

ネットワーク化で未来を変える

橋本薫
Kaoru HASHIMOTO

008

評言社

はじめに

「この世で変わらないのは、変わり続けるということだけだ」とは『ガリバー旅行記』の作家であり、司祭でもあったジョナサン・スイフトの言葉です。

様々なことが目まぐるしく変わり続ける今日この頃ですが、日本の国民皆保険制度は、昭和・平成・令和の60年間、変わらず私たちの生活を守ってくれています。

しかし最近では、国民医療費の増大で、国は診療報酬改定などによって単価と量の調整を続けています。医師の半数は国民皆保険による医療が持続不可能と訴え始め、制度の将来へ不安を投げかけています。

背景には施行当時には想定していなかった超高齢社会があります。社会の高齢化が、さらに進むことが予想されている現在、国民医療費をコントロールすることは至難の業です。

持続可能性を求めようにも、財政赤字が続き、デフレ経済が進行するなかで、新たな仕組みづくりに多額の費用を投入することは現実的ではありません。また、日本は超高齢社会を世界で最初に体験している国であるだけに、他の国の事例を参考にすることもできません。現在の延長線上では、なかなか決め手となるような打開策が見つからないようです。こうしてみると現状は、ほとんど手詰まりのようにも見えます。

今まで、さまざまな仕事を経験してきましたが、私にとって、多くの仕事が初めて体験するジャンルのものばかりでした。言うなれば「素人考え」が出発点だったのです。ごく普通のユーザーの「こうだったらいいのに」という願望だったわけです。医療は提供側から語られることが一般的ですが、今回も、いつもの素人考えから想いを馳せてみます。「個人の幸せ」を原点にして遡り、私たちにとっての医療のあり方を考えてみたら、どんな景色が見えてくるのでしょう。

歴史学者のユヴァル・ノア・ハラリは、世界的ベストセラー『サピエンス全史』で、人類が人類である所以は、フィクションを信じ、想像力を行動に結びつけられたことがチカラとなり進化に繋がったと語っています。

それでは、一つのフィクションを作ってみます。

フィクションは、あらゆるものが満ち足りた現代社会の中にありました。

それは、社会資産の活用です。

何かを新しく作る時代は終わりました。今あるものの利用に、日本の活路はあるのでしょう。

多くの社会資産から浮かび上がってくるものは、無駄に多いとまで陰口を叩かれている「調剤薬局」です。

医薬分業以来、制度を背景に増え続け、全国津々浦々に広がる6万軒の「調剤薬局」を、「日本の未来を作る社会資産」に変えることができるでしょうか。

「調剤薬局」と呼ばれてきた保険薬局の可能性を想像してみましょう。

目次

第2章　たまたま調剤薬局

第3章　幸せな生活はどこにある？

第4章　常識を壊す

第5章　class A プロジェクトのスタート

第1章

Connecting the dots

1　どうして薬局の仕事を？

私は、美術大学で学びました。

医療に携わる人々は、ある時からこの分野を目指して大学などで専門教育を受け、社会に出て活動をしています。特に薬剤師や医師、看護師などは国家資格であり、国が定める試験に合格しなくては仕事ができません。

「美大を出て、なぜこの仕事をしているのですか」と質問されることがあります。また最近、「今までのキャリアは、現在の仕事に役立つことがありますか」とも聞かれました。

確かに全く畑違いの仕事をして50歳を過ぎ、この分野に入ってくるというのは医療関係者から見たら変わり者に見えるのでしょう。私自身も何かに導かれたような気持ちで、この畑に立っているだけに、当然かもしれません。

しかし、そんな質問をされたことで、アップルの創業者であるスティーブ・ジョブズがスタンフォード大学の卒業式で行ったスピーチを思い出しました。

ジョブズは、決して豊かとはいえなかった両親の蓄えが、自分の大学の授業料に費やされていることを知っていました。

入学して半年経つと、ジョブズは大学に価値を見いだせなくなり、両親の蓄えをこれ以上使わないで済むように大学を退学します。

結果的に、これは最良の決断でした。

卒業する必要がなくなったので、興味のない科目を勉強する義務もなくなり、面白そうな科目を受け始めました。好奇心と直感に従って得た多くのものが、後になって貴重な価値のあるものになります。

ジョブズは一例を挙げます。

当時彼が入ったリード大学は、全米で最高のカリグラフィ（装飾文字）教育を行っており、キャンパスすべてのポスターやラベルまで、美しいカリグラフィが使われていました。

　ジョブズは必修科目を取る必要がなくなったので、技法を学ぶためカリグラフィ・クラスに出ることにします。それは美しく、芸術的で、科学では捉えられないものだったと語ります。

　そして、その時夢中になったもののどれもが、人生に何ら役に立ちそうにないものばかりだったが、10年後に最初のアップルコンピューターをデザインする際に当時の学びが蘇り、そのすべてを組み込むことができたといいます。それが美しいタイポグラフィを持った、世界で初めてのMac（Macintosh）の完成につながったのです。

　彼は「大学を退学していなければ、カリグラフィ・クラスに出なかっただろうし、Macに複数のフォントやプロポーショナル・フォントは入らなかっただろう。今のパソコンは、美しいタイポグラフィを持たなかっただろう」と回顧しました。

「当時は先を見て『点を繋げる』ということは不可能だったが、10年後に振り返ってみると、その点が線に繋がっていた。先を見て『点を繋げる』ことはできない。できるのは、過去を振り返って『点を繋げる』ことだけだ」とも言っています。

「だから、将来その点が繋がることを信じなくてはならない。『点が繋がって道となる』と信じることで、確信が持てる。たとえ人と違う道を歩むことになっても。信じることで、すべてのことは間違いなく変わる」と語った有名なスピーチです。

私の場合も同じように感じるところがあります。

むしろ、現在の活動のために、逆算して色々な仕事と出合うキャリアがあったのかもしれない。

それらの点が線となり導かれるように、現在の活動に繋がったのだ、と今では思ったりもします。点となる体験は個々人のものであり、参考書を読んでも得られないものです。

クリエイティブディレクターという仕事の特性上、さまざまな分野に関係を持つことになり、当然その時に未来は見えなかったのですが、今のために過去のさまざまな体験がすべて繋がってきていることを実感しています。

2　初めての社会

私の大学時代の専門はアートやクリエイティブでした。医療関係の分野は、他の国の出来事のようでもあり、その頃の私には関心も興味もなかったことを白状します。

大学ではオペラや演劇の演出家を目指して、舞台関係を専攻し、ベルディのオペラやモダンバレエを観に行ったり、ベートーベンやストラヴィンスキーの音楽を聴いたりする毎日を過ごしていました。

しかし、目指すオペラの仕事がそうそうあるわけでもなく、劇団では安定的な収入の目処も立たずに、結果的には現実と折り合いをつけて、アパレル会社の宣伝部に入り、サラリーマンとなりました。

当時としてはテレビコマーシャルも盛んに行う話題の会社で、まだまだ学生気分が抜けない世間知らずであった私には、何となく誇らしくバラ色のスタートだったような気がしていました。

春夏と秋冬には、企画部から出された新商品のカタログを作り、それらを売り出す計画を考え広告を作り、展示会を企画し、百貨店や街の中に専門店を作る仕事は、毎日が新鮮で、充実感を持って社会で働く実感を私に与えてくれました。

しかし、翌年になるとそれらはルーティンと化し、単なる繰り返しに感じ始めます。このまま同じことを毎年、このサイクルでやっていくことになるのだろうか、と疑問を感じ始めていました。

数年後に、サントリーの広告制作会社であるサン・アドという会社が人材を募集しているから面接を受けないかと、知り合いに誘われます。グラフィックデザイナーの仕事をしている友人に聞けば、もともとはサントリーの宣伝部にいた芥川賞作家の開高健や直木賞作家の山口瞳らが飛び出して作った、クリエイター憧れの会社だと説明してくれました。さらにその友人は、そんな何も知らない私が誘われたことを知って、大層腹を立てることになります。

振り返ってみれば、私が求めていたことは何か新しい「点」だったのでしょう。直感的に思った「何か面白いことが始まるかもしれない」という感覚は、ちょうど『ウエストサイド物語』のプロローグで歌われる「Something's Coming」のように私を虜にしました。漠然と面白い仕事が次から次へと入ってくる夢に魅了されたのです。

当時のサントリーは、この会社で作った魅力的なテレビコマーシャルで、お茶の間を席巻していました。「サントリー純生」というビールを新発売し、とてつもない量の広告を提供して勢いがあったのです。

さらに「バードサンクチュアリ」という愛鳥活動、またサントリー美術館のような文化的な活動を行うなど、これから先に、とてつもなくワクワクする面白い日々が待っているイメージでした。

簡単な面接を受け、無事に採用となった私は、新たな世界に飛び込むことになります。

3 「点」の始まり

しかし、外から見るのと中で働くのには、大きな違いがあるのは世の常。広告業界の賞を総なめにしてきた錚々たる先輩たちから見れば、20代の駆け出しでしかない私には、半端な仕事しかありませんでした。

結局、そんな仕事を数年繰り返すうちに、この会社のおかしなポジショニングに気がつくことになります。

高名なデザイナーやコピーライターたちは、企画元の電通や博報堂という大手の広告代理店から、指名でグラフィックデザインやテレビコマーシャルの制作依頼を受けています。業界では評判があるだけに、良い仕事が舞い込んでくるのですが、視点を変えれば個人技で仕事をするだけなのです。

自主的な営業活動はほとんどなく、広告代理店にいいように使われながらも、つつがなく好きなことを運よく四半世紀続けてきた会社だったのです。

相手次第のその日暮らしで、言うなれば、「他人の事情の中」で生き残ってきていたのです。

その後、この会社でグループをまとめる立場になった私は、確信のない予算計画を作ることになって、あらためてそのことを痛切に感じることになります。

しかし、そんな企業体質を変えるには、自らが仕事を生み出さなくてはいけません。イニシアティブさえ取れれば優秀なスタッフは周りにいくらでもいて、使い放題になりますが、そんな都合のよい話はおいそれとは見つかりません。

そんな時に、転機となる仕事が入ってきました。国鉄が民営化されてJRとなり、彼らが経験のない新規事業に乗り出すことになったのです。

これにより、一から企画を考える仕事が、次から次へと私の目の前に現れてきました。

4　大阪駅をリゾートにする──ＪＲ西日本大阪駅再開発 GARE

ＪＲ西日本の大阪駅再開発で、ホーム下に広がる小荷物跡地の４０００坪を再利用したプロジェクトです。ＪＲ西日本は、ここで何をするか長い間決められず、大阪駅１階の一等地を遊ばせていました。そこで、５年後の開発を見越し、それを前提とした用地有効活用の企画を考えてほしいと、松下電器（現パナソニック）とサントリーにコンペティションへの参加を要請したのです。

当時はバブル経済の真最中で、海外に日本の企業が進出し、24時間働くサラリーマンをターゲットとした栄養ドリンクのテレビコマーシャルが流れる一方、世界中から日本人の働きすぎが指摘されたり、貿易摩擦によるジャパンバッシングが起こっていました。

街には４ＷＤのオフロード車などの遊び車が目立ち始め、海外リゾートも身近になり、生活に変化の兆しが感じられるときでした。

コンペティションの結果、新しいスタイルのショッピングモールを提案した私の案が採用されます。

一般的なショッピングモールでよく見るようなレディス、メンズファッション、家庭雑貨のフロアなどモノで分類した売り場構成ではなく、まず大阪駅にリゾートを作ります。そこにはリゾートに付き物の大きな滝が落ち、川が流れ、リゾートの世界の中にショップがあるという、今まで見たことのない世界を計画しました。

「大阪駅で毎日がリゾート」なライフスタイルを提案する「GARE（ギャレ）」という名前のショッピングモールです。

一般的なショッピングモールや百貨店と違い、個性的な専門店を誘致しました。リゾートやアウトドアがテーマのショップが中心です。大きい商品としては、クルーザーを扱う店までが軒を並べました。キーテナントは、アメリカ西海岸で勢いがあった「ネイチャーカンパニー」。自然科学をテーマにした化石や望遠鏡、レイングッズなどを売るショップです。

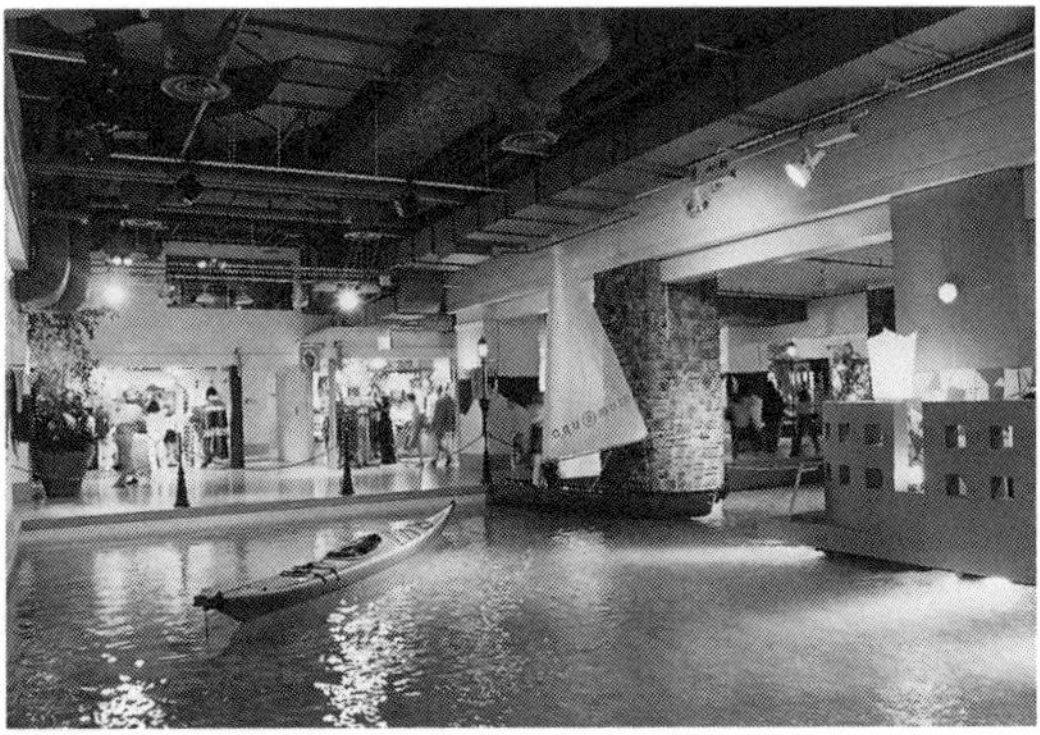
GARE

ちなみに、当時はまだ書籍は本屋で買うのが当たり前の時代でしたが、この店で驚異的に売れたものが書籍でした。「大阪駅で自転車は売れないだろう」と陰口を叩かれもしましたが、マウンテンバイク専門店は日本で一番売れる自転車屋になります。その後大きく発展する「モンベル」の第1号店も、なんとか口説き落として出店してもらいました。今まで店舗を出していなかったアウトドメーカーです。

私は、この「GARE」立ち上げの経験から、「新しい消費は、ライフスタイルを提案することによって作り上げられる」ことを知りました。

5　セクシーな美味しさ――ハーゲンダッツ

今では多くの人にとってお馴染みの「ハーゲンダッツ」ですが、１９８０年代半ばまで日本人にとっては誰も知らないブランドでした。本国アメリカでもそれほど成功はしていません。それをサントリーが日本に持ってくることになります。

当時の日本の市場におけるアイスクリームは、ほとんどが子供向けの氷菓子であって、唯一明治乳業の「レディーボーデン」だけが高級アイスクリームとして存在していました。日本で「ハーゲンダッツ」を成功させるために解決すべき最大の問題が「価格」。「ハーゲンダッツ」は一般的なアイスクリームの価格帯からは大きく跳ね上がるだけに、子供向けのアイスクリームではないことを理解してもらい、大人の消費者を獲得するコミュニケーション計画が必要になります。

子供にはわからない究極の大人の刺激を探しました。コンセプトは「セクシー」です。

「ハーゲンダッツ」のショップは最高に美味しいアイスクリームを食べる場所であり、そこはセクシーな場でなくてはいけません。広告部門では月並みな「美味しい」とか「家族で一緒に」という表現を避けました。「ハーゲンダッツを食べることはセクシーな体験である」と、今ではたぶん炎上してしまうような「裸の男と女とハーゲンダッツ」しか出てこないテレビコマーシャルを作り、展開することになります。

その結果、日本で爆発的な人気を得て、その後のスーパープレミアムアイスクリームというジャンルを世界的に獲得するきっかけを、私たち日本人が作ったのです。

ハーゲンダッツは、「セクシー」で世界ナンバー1ブランドへと成長し、トランプ元大統領が金正恩にご馳走するまでになります。

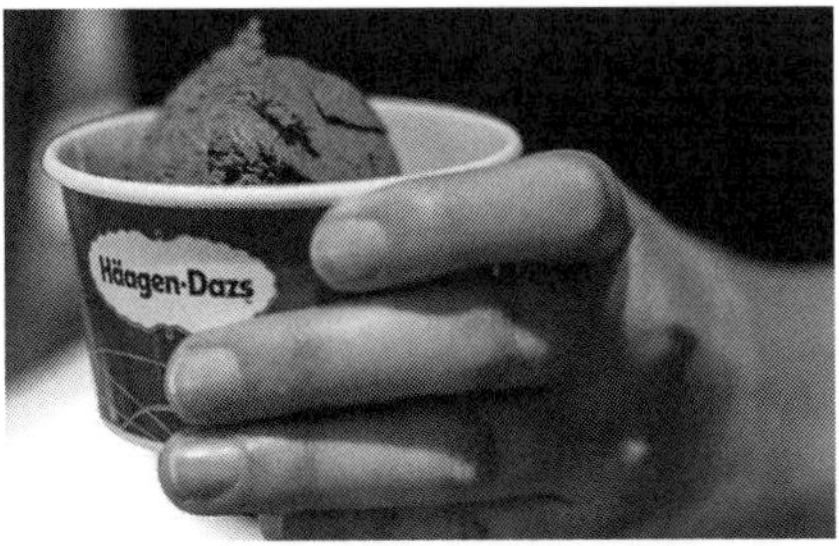

ハーゲンダッツ

6　神殿を作る――ソニーショップCALL

ソニーから新しいショップデザインを依頼されます。

子供の頃からソニーファンだった私は、現地に行ってがっかりしました。郊外にあるそのソニーショップは、ソニーのイメージなど全くない段ボールが山積みにされた普通の電気屋さんでした。「このショップはソニーファンを冒涜しているなぁ」とも思ったものです。

当時、私たちの会社ではずっとソニーの広告を作っていました。それだけに、スタッフの優秀さは知っていました。

そんな彼らが考え抜いて完成させた美しい製品が販売される場所がソニーショップなのだから、ソニーにとってはもっと神聖な場所でありたい。言うなれば「ソニーの神殿」として考えるべきであろうと、デザイナーと新しい「It's a SONY」をプランニン

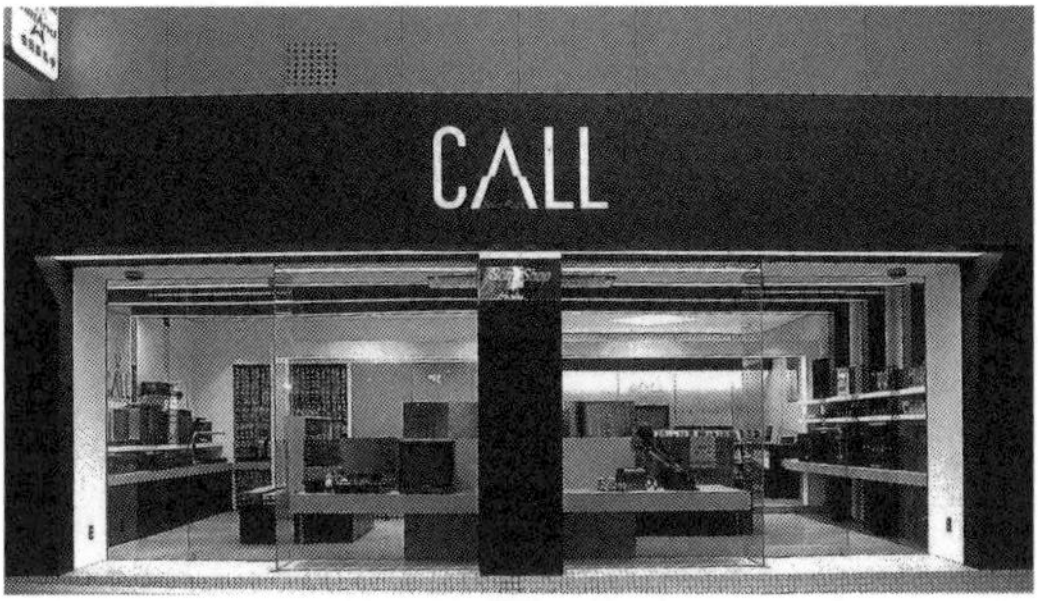

ソニーショップ

グします。

ソニーファンのための、ソニー製品が最高に輝く場所としてショップを考えたわけです。

展開されたソニーショップのデザインは評判が良く、遠くアメリカや中米まで展開されました。

そんな時に一人のアメリカ人が現地のソニーショップに魅了されます。それはアップルの創業者であるスティーブ・ジョブズでした。

その後、彼が展開したアップルストアにその影響を色濃く感じます。

7 たったの1万円で行けるスキー場
―JR東日本ガーラ湯沢スキー場

映画『私をスキーに連れてって』がはやるなど、学生を中心とした一大スキーブームの到来です。

各地でスキー場建設が盛んになり、「国鉄」も「JR」と変わり、新規事業に積極的に取り組み始めます。JR東日本では新幹線の新駅を作り、その駅からゴンドラに乗ればば直接スキー場に繋がる、全く新しいタイプのスキー場プロジェクトが始まっていました。

しかし、プロジェクトは大きな暗礁に乗り上げてもいたのです。

最大の問題は、運賃でした。

新幹線を直結した画期的なスキー場にもかかわらず、高い交通費（新幹線の運賃が

1万円）が障害となり、自動車に乗り合いで安く来る若者を取り込む見込みが立ちません。ＪＲは、いくつもの計画を成功の見通しが見えないために却下していました。

そんな殺気だったなかで、簡単な企画書を出した私が指名されることになります。

最大の問題点が可能性の塊であることを、ＪＲは見落としていました。よく見受けられる提供側からの一方的な視点が問題解決を阻んでいたわけです。

企画書に一言だけ書いた「たったの1万円」をコンセプトに、ＪＲ最大のプロジェクトは動き始めます。

1万円を「も」と見るか、「たった」と見るかで、見えてくるものは180度違います。高いか、安いかは人それぞれの価値観の問題。1万円を変えられないのであれば、1万円が「たった」と思える人たちだけを集め、その人たち専用のスキー場を作れば良いという企画です。

最大の問題点の裏側にはいつも大きな可能性が隠れています。

交通渋滞や雪道を狭い車の中で時間をかけて行くのであれば、多くの社会人は「たっ

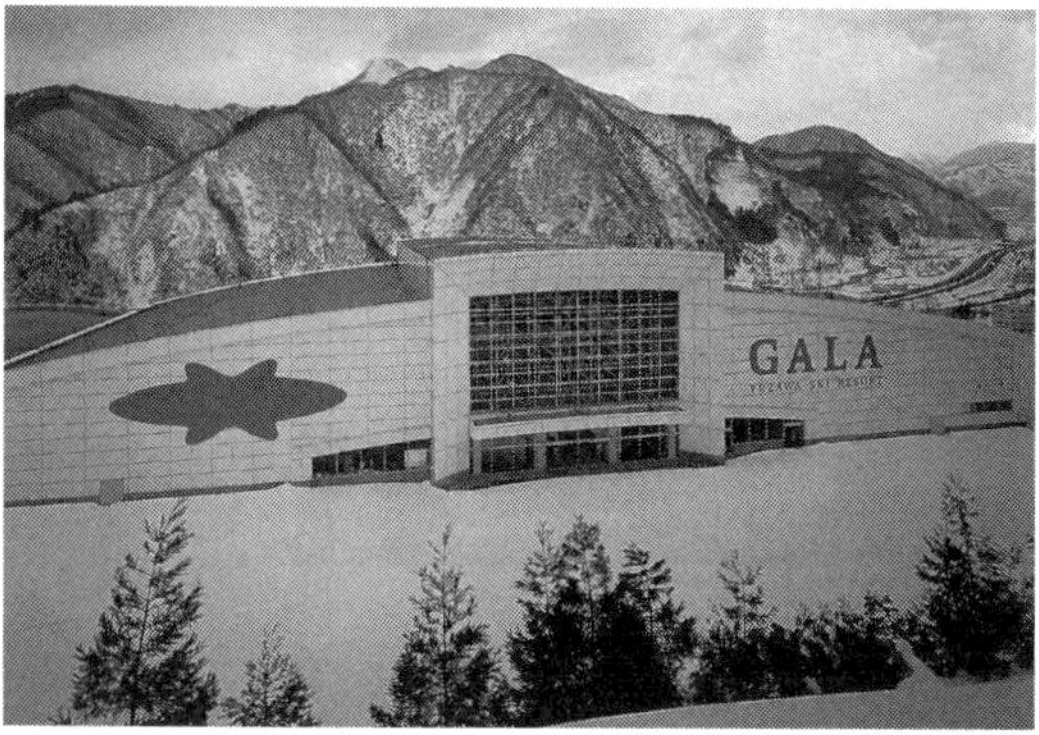

ガーラ湯沢

たの1万円」で新幹線に乗って短時間で、快適にスキー場へ行くことを選びます。

コンセプトができればすべてのクリエイティブに繋げられます。

駅のデザイン、レストランやコースの名前、メニュー、お土産まで、1万円を「たった」と思える人たちだけの世界を作り、名付けた「ガーラ湯沢」スキー場は新幹線の駅の名前にもなりました。

8　モチベーションは地球をも動かす―サブウェイ

サントリーが世界最大のサンドイッチチェーンを日本で展開しようと考えました。

今や全世界でもっとも多い4万を超える店舗数を誇る「サブウェイ」は、当時全米に8千店舗を展開し、毎年千店舗ずつ増えていく、驚異的成長を遂げていました。

フロリダに行き、創業者のフレッド・デルーカと会って、成長の秘密を知ることになります。

それは彼が作り出した、人々にモチベーションを与える仕組みです。

「サブウェイ」は、デルーカが高校生の時におじさんから借りた千ドルで始まりました。

1号店は当初の売り上げは良かったものの、冬になると低迷し、1日に一つしか売れない日が続いたそうです。

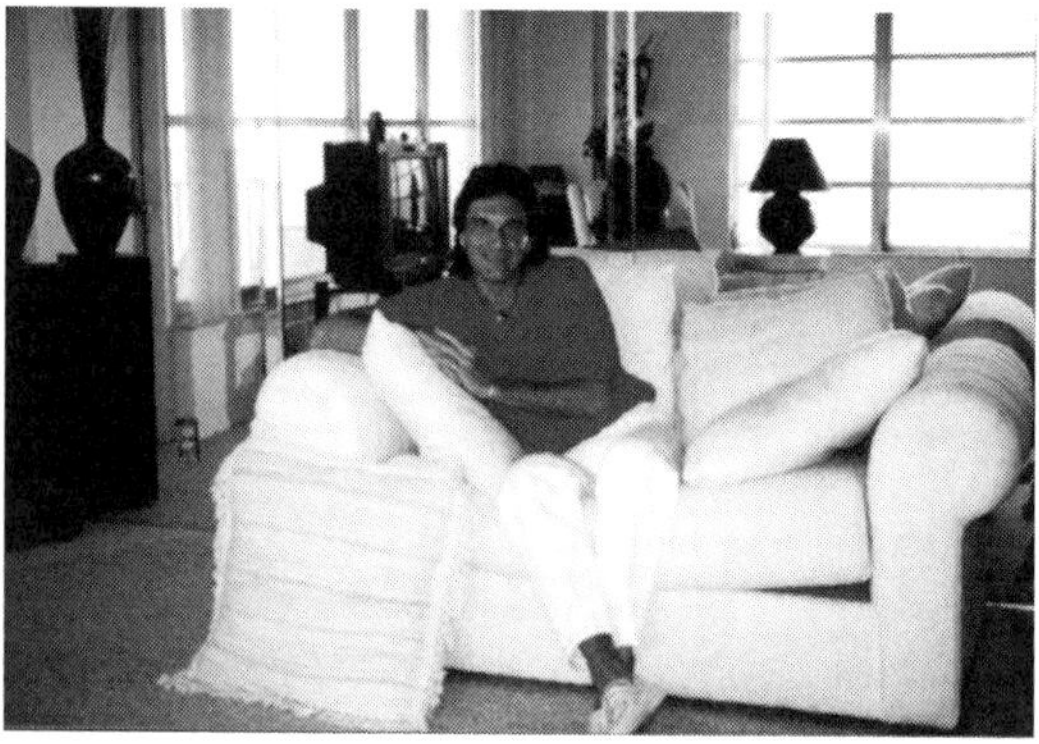

フレッド・デルーカ

さすがに閉店しようかという家族の意見のなかで、デルーカは「もう一軒出そう」と発言します。

結局、この発言が現在の4万数千店に繋がっていくことになりました。

1号店がうまくいかなかったことで、立地やレイアウトなどの失敗の原因がわかり、それを直せばうまくいくというデルーカの読みは見事に当たり、その後は好調に転じます。

そんな考え方が「サブウェイ」という企業の思想に色濃くあり、彼らは前を向くことによって、さまざまな問題を乗り超えてきました。

逆に、日本のフランチャイズ企業は、フランチャイザー（権利や商標、ノウハウなどを提供する側）が強さを持つことにより、フランチャイジー（受ける側の加盟店）が「寄らば大樹の陰」と考えるように統括する例が多いようです。

なかにはフランチャイジーたちを依存させることが、フランチャイズビジネスをうまくコントロールすると考えている節もあります。

しかし、サブウェイはフランチャイジーへ常に最新マーケティングを供給し、ノウハウを発展させ、組織としての強さを作り出すことに成功します。

進み続けることがサブウェイチェーンの魅力でした。

前を向く人たちだけが集まることで、成功への道のりが見えてきます。

9 「点」を振り返り見えてくるもの

大阪駅再開発ではライフスタイル提案が新しい消費を生むことを、ハーゲンダッツではコミュニケーションから行動変容が起きることを、ソニーでは出会いの接点であるショップの重要性を、ガーラ湯沢では最大の問題の裏には最高の可能性が隠れていることを、そしてサブウェイでは、人のモチベーションが集まることで社会が動くことを学びました。

第1章では私が経験したいくつかの仕事を紹介しましたが、今思えば、これ以外にも数多くの人々や仕事との出会いがあり、それらすべてが「点」となっていたことを実感します。

バブル経済期は、私にたくさんの「点」を与えてくれましたが、当時はそれが繋がり「線」になるとは思いもかけません。

それどころか、その時々を必死に過ごす毎日だったのです。

「**未来の薬局**プロジェクト」を手がけるようになり、今までの私の経験は、明らかに一本の「線」となってきたように感じます。

もし、これらの「点」がなければ今がなかっただろうし、また未来も描けなかったでしょう。

今まで携わってきた仕事は、「楽しいことを考える」ということがいつも根底にありました。言い換えれば人の心の中に「トキメキ」を作る仕事と言ってもいいでしょうか。

「トキメキ」によって、社会を楽しくしていくことが私に与えられた役割だったのかもしれません。そんな私が、何も知らない今までとは正反対の業界に足を踏み入れることになります。

第2章

たまたま調剤薬局

1　出すあてのない企画書

バブル経済は嘘のように消え去り、あちらこちらにそのツケがあらわになり始めていました。そんな世間を見渡せば、少なくとも今後生きている間に、以前の熱狂的な社会が戻ることは、とても想像できません。

それでも私は企画書を作り続けます。普通は企画を提案する相手がいて企画書を作るものですが、ヒマに任せて企画書を書きました。

当時、両親が倒れたため病院に行く回数が増え、その時に感じた内容を企画書にしました。それがきっかけで現在の仕事へ近づくことになります。

見舞いに行っていた駒沢の国立病院はひどい有り様で、社会から隔絶された世界でした。

そこで作ったのが「当たり前の社会価値を持った病院に変わらなくてはいけない」と

いうコンセプトの企画書です。当然その時は、「調剤薬局」は私の頭の中には全く存在していません。

周りに誰一人医療関係の知り合いがいない私にできることは、その企画書を知人や友人などに見せ、これからの世界を語ることだけだったのです。言うなれば、「どこにも出すあてのない企画書」でした。

それを見た知人の中の一人から「調剤薬局」経営者を紹介されます。

経営者は私のキャリアに興味を持ち、「薬局を一度見てくれないだろうか」と申し出てくれました。

しかし、せっかくのお申し出でしたが、私はお断りをします。

なぜなら、あまりにも知らない世界で、魅力を感じる要素がまったくなかったからです。でも結局、再度頼み込まれ、何軒か「調剤薬局」の見学に出かけることになります。

2 「ないもの」だらけの世界へ

それは信じられない体験でした。外観に気を使うことなく作られていて、何かがない世界だったのです。思い出してみれば、私の近隣にも「調剤薬局」が数多く存在していたにもかかわらず、全く目に入っていない理由がわかりました。世間に何のメッセージも発信していません。自分が何者なのかを伝えることもない存在がその薬局でした。

患者たちは、そんなことを気にするでもなく病院の横にある「調剤薬局」に入っていきます。さらに驚くべきことは、中には患者がいっぱいで、座面が破れかけた椅子にさえ座れないのに文句も言わず、立って待っている人もいます。患者は少しでも早くここから立ち去りたいようで、一方、スタッフたちはそんな患者から視線をはずし、薬に集中していました。何がそうさせるのか。普通と違うこの世界に足りないものが何なのか。私は考え込みました。

差別化がない

消費者から選ばれたい気持ちの延長線上に差別化戦略があり、選択されます。USP(Unique Selling Proposition)とは、商品やサービスが持っている独自の強みを意味するマーケティング用語です。

その組織が知恵と努力を費やし、対象者を選び、彼らに対して満足感を与える的確なサービスをすることです。コモディティ化しがちな社会で、品質、機能、付加価値などを用いて競合との差別化を図る努力をします。

「調剤薬局」の差別化は、品質では処方箋通りの調剤なので難しく、機能的には調剤に対応する以外に何もしていません。全く差別化をしていなかったのです。

そんなわけで、大病院の前には、黙って立っているだけの同じ顔をした薬局が並ぶ、不思議な街が作られました。

ブランドがない

ブランドの顧客価値の一つに、「選びやすさ」があります。

もし、コンビニの中の商品にブランド名が表示してなければ、消費者は商品選びに苦労をするでしょう。

わかりやすくすることは、ブランドの顧客価値の一つです。ミネラルウォーターに至っては、ラベルが貼られて初めて商品として存在価値を持ちます。なぜなら棚の上にあるものは単なる水で、目指すブランドは消費者の心の中にあるためにその水を選ぶからです。

そして、ブランドの顧客価値の一番大事なことは、高い満足感を与えることです。

高級ブランドといわれるショップが目抜き通りにあるのは、そこで購入する満足感を作り上げるためでもあります。

しかし「調剤薬局」では、外部からの視線を隠して、患者を見えないようにしていました。これでは、「中にいることが恥ずかしい」という前提になっているとしか思えません。

薬局を選んだ患者の満足感など、全く考えていないようでした。

「トキメキ」がない

今まで携わった仕事では、さまざまな「トキメキ」を作ってきました。成功するプロジェクトの作り方も、徐々にわかり始めてきていました。

それは「トキメキ」を逆算することだったのです。

例えば、ディズニーランドでウエスタンリバー鉄道に乗るとき、あるいは抜けるような青空の元で真っ白なゲレンデに降り立ったとき、また、ハワイのハレクラニホテルで世界最高のサンデーブランチを食べるとき、これらの背景には「トキメキ」の物語があります。

体験する楽しい出来事への思いで心が躍ります。

土産を買うことも、楽しい思い出を持ち帰ること。それは「トキメキ」を持ち帰ることなのです。

だから「トキメキ」がない日々は、不幸な人生といえるでしょう。

これらの「トキメキ」はうれしい消費であり、そのために働いていると言ってもいいかもしれません。

医薬分業以来、減ることもなく薬局数はひたすら数が多くなってきました。守られた産業であるだけに、事業を成功させるために、人間生活のなかで大事な「トキメキ」を持ち込む必要もありません。

結果的に患者はもちろん、働く医療従事者たちも「トキメキ」の世界とは縁遠いところにいたわけです。

3　マーケティングについて

これらの「ないものだらけ」の正体の根底にあるものは、マーケティングの欠落でした。アメリカでは、日本との医療制度の違いから、医療機関はマーケティングを駆使し、生き残りどころか進化を模索しています。

サービス内容の差別化、地域内での位置づけ、病院特性の強化、サービスと価格政策、第三者によるサービス評価など、企業として当たり前のことを行っています。

医療機関にとっては、事業を継続することが社会的に最も重要なことです。継続は始めるよりも難しい側面がありますが、マーケティングがなくとも、日本の医療産業では、政治との関係のなかでコップの中にブルーオーシャンを作り出してきました。

しかし、マーケティングの歴史を見ると、実は、「調剤薬局」経営にはマーケティングがなかったわけではなく、古いマーケティングを行ってきただけだったのです。

4　提供側視点の時代

では、ここでマーケティングの歴史を見てみましょう。

マーケティングの世界では、旧来4Pという言葉がよく使われてきました。これは1960年代にジェローム・マッカーシーが提唱した理論です。

特にマーケティングの必要性が着目されたのは、1930年代。アメリカは大恐慌の嵐の中にあり、景気が悪くモノが売れない時代でした。

どうすればモノが売れるようになるかということで、学問的にも進化し始めたのが現代マーケティングのきっかけだったといわれています。

そこで、それらの構造を明確にした考え方として、4Pは長い間評価されてきました。

製品（Product）、価格（Price）、流通（Place）、販促（Promotion）の4つの言葉の頭文字から4Pと呼ばれています。

適切な製品を作り、適切な価格で販売し、適切な流通を使い、適切な販売促進を行えば商売はうまくいくという考え方です。

マーケティングは、企業や組織が活動するときに、顧客が求めるものの仕組みを作って提供するものなのですが、「調剤薬局」の場合は、マーケティングが病院やクリニックの近くに開局することだったのでしょう。

「調剤薬局」は処方箋に応じた薬を取り揃え、販売するために商品の差別化はなく、当然価格の差別化もなく、販促は行えず、近くにあれば必然的に患者が訪れてくるのです。それだけに好立地こそが商売繁盛の秘訣であり、処方元の医師との関係に気を使い、あとは必要な薬剤師の数さえ確保できればビジネスとして成り立つという構造でした。

当時の「調剤薬局」を見るならば、そんなマーケティングらしきものを行っていました。

外観の見た目はもちろんですが、内部のレイアウトにしても動線やカウンターの高さなども薬剤師を主体として考えられています。

言い換えれば、すべてが薬剤師視点で作られていました。その背景には、薬剤師不足があります。働く人間が機能的に動けるよう、彼らにへつらってできています。投薬カウンターの高さを設計図よりも2センチ高くしないと、薬剤師が服薬指導をするときに腰を痛めると設計者が言われたこともあるそうです。

しかし、これは「調剤薬局」だけではなく、医療機関はほとんどが働く人を中心に考えられてきたのです。

この提供側視点こそが、長い間「調剤薬局」が行ってきたマーケティングだったのです。

5　消費者視点の時代

近年、消費者視点という言葉がよく使われます。医療で見れば患者視点と言ってもいいかもしれません。

最近では、患者視点の重要さに気がつき始めた医療機関もずいぶん出てきました。なかには、この意味を取り違えて患者の呼び方を「患者様」というだけで済ます医療機関があったりもしますが。ある時から患者は神様になったようです。

マーケティングにおいても、４Ｐが過去のものとされ始めたのは、消費者視点が叫ばれ始めたことがきっかけで、提供側視点ではうまくいかない時代になったからです。以前の「モノがルールを作っていた」時代では需要が供給を上回ることが前提でした。しかし、近年は市場にモノがあふれて様相が変わってきました。

１９９０年代になると、アメリカの経済学者ロバート・ラウターボーンが提唱した

4Cが注目されるようになります。モノがない時代の提供側視点の4Pではなく、人々は必要なモノをいつでも購入できる立場となり、顧客視点からのマーケティングアプローチが再定義されました。顧客にとっての価値（Customer Value）、顧客にとってのコスト（Cost）、顧客にとっての利便性（Convenience）、顧客とのコミュニケーション（Communication）という枠組みになったのです。

市場調査は、マーケティングを行ううえで最初に必要なものと考えられるようになりました。市場調査は絶対的なものであり、お客様からの意見によって、製品開発などを考える時代になったといえるでしょう。

顧客の要求を中心に捉える時代は長く続きました。

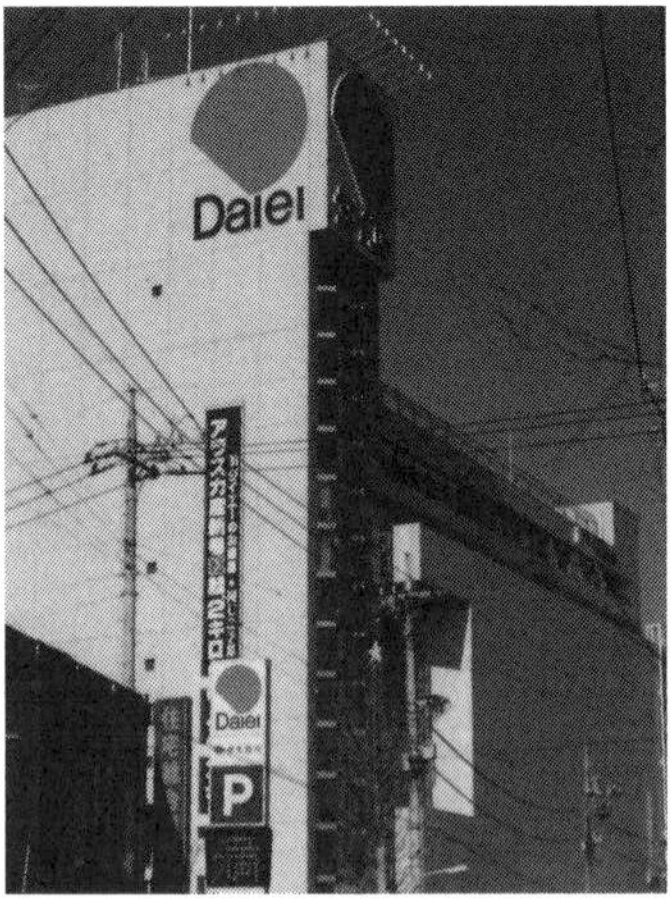

ダイエー店舗

6 これからの時代

成長に不可欠な存在であった消費者視点も、今後は過去のものと考えられるでしょう。マーケティングリサーチから答えは得られない時代になりました。なぜなら市場調査の結果、同じようなモノが満ちあふれ、差別化が困難になってしまうからです。ちょうど、「調剤薬局」が門前に列をなすような状態の景色は、実は現代社会そのものだと言ってもいいかもしれません。

良いモノが前提の社会で、消費者は何が欲しいのかがわからなくなっています。ジョブズが言った「消費者は創意を持たない批評家である」の言葉は、消費者だけに聞けば済む時代ではないことを物語っています。

また、「大衆は常に正しい」「いいものをどんどん安く」を提唱していたダイエー創業者・中内功の残した言葉は、戦後復興期から高度成長期での視点といえます。

しかし、残念ながら良いモノがあふれ始めた時代には、「大衆は常に正しい」というロジックは切り札として使えなくなり、ダイエーは消えることになりました。

一方、経済成長によって作り出された環境問題などの負の産物に直面する今は、地球全体で社会を見る時代になったといえます。

SDGs（Sustainable Development Goals：持続可能な開発目標）が2015年の国連サミットで採択されたのもその現れでしょう。

持続可能でより良い世界を目指すことが、今や時代の正解となっています。サステナビリティ、温暖化防止、リサイクル、フェアトレードなど地球的正義は、マーケティングを考えるうえで欠くことはできません。これは企業、消費者、社会が共に勝者になるような行動を促していると考えられます。

実は、日本で古くからいわれている思想に未来がありました。売り手良し、買い手良し、世間良しといわれる「三方良し」がそれです。日本は長寿企業が最も多い国で200年企業が世界の65%を占めます。その背景には近江商人発祥の「三方良し」のチ

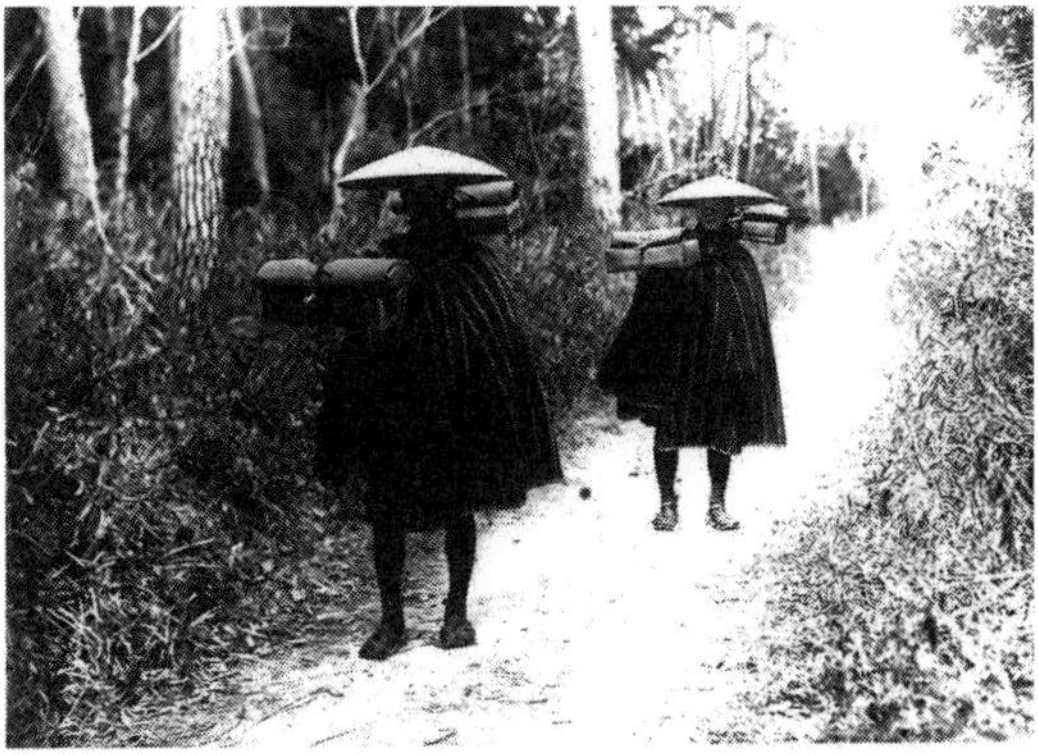

近江商人（滋賀大学経済学部付属史料館提供）

カラがあったのでしょう。

欧米が100年がかりでたどり着いたマーケティングの結論は、日本ではすでに江戸時代から語られてきたものだったのです。

「調剤薬局」が批判されるのは、この「三方良し」を怠ってきたことが大きいでしょう。明日の薬局は「三方良し」を踏まえた持続的経営を必要としています。

第3章

幸せな生活はどこにある？

1 いつまで昭和なんですか？

すでに国民健康保険法が施行されてから60年以上が経つことになります。施行当時の人口ピラミッドを見ればわかるように、少ない高齢者を大勢の生産年齢人口が支えることを前提に、国民皆保険を成立させています。

しかし、急速に高齢化が進んだ日本は、世界で真っ先に超高齢社会に突入し、その前提が崩れていることが現在の状況です。

診療報酬改定でなんとか帳尻を合わせてきた平成でしたが、令和になっていよいよそれが難しくなってきました。

前提自体が崩れ去っている国民医療費は、超高齢社会が進めばさらに増大し、現在の延長線上では限界を迎え、もはや維持すら困難な状況であることは想像に難くありません。

薬局、医薬品卸、製薬企業、そして診療所、病院というラインナップは、今まで私たちを守ってくれていた国民健康保険法の根幹をなしているだけに、一つでも欠けることは許されません。

60年間の昭和、平成、令和の時代には、制度に守られて制度内だけでの事業を行ってきましたが、今後は一体何を目指して明日を考えればいいのでしょうか。

超高齢社会の到来は、社会のすべての仕組みを変え始めています。

医療もルールを変える時が来たといえるでしょう。既得権益でそれぞれの組織を守るのではなく、薬剤師も医師も医療関係者はすべて、共に再び新たなスタートラインに立つ時です。

私たちの日常生活の視点から、これからのあるべき医療の形を考えなくてはいけません。

2　個の幸せ

最近、年金だけでは老後が乗り切れないという2000万円問題が取り沙汰されています。

2000万円という金額の是非はともかくとして、金銭的な問題は、高齢化がもたらすもののなかでもわかりやすい例だけに、メディアなどに必要以上に取り上げられたのでしょう。

国は超高齢社会に対して経済規模の縮小などを挙げ、来るべき問題に備えていて、それら深刻な問題に目を向けがちになります。

しかし、大事なことは高齢社会のなかでも幸せな人生を一人ひとりが送ることができるかどうかです。全体から個に視点を変え、個から社会を見ることによって全く違った景色が眼前に広がります。

これ以降は、**超高齢社会を長寿社会**と置き換えることによって、明るい未来を考えてみます。

人生100年を幸せに生きることに関しては、国も人生100年時代構想会議のなかで厚生労働省が進めるものとして、幼児教育の無償化や待機児童の解消、介護人材の処遇改善、高齢者雇用促進などを挙げています。

しかし、残念ながらこれらの施策は、幸せな100年人生を送る決め手になるものではありません。

実は、幸せな人生は、国が施してくれるものではなく、**個人の努力によって獲得する**ものなのです。

3　100年人生

ロンドン・ビジネススクールの教授であるリンダ・グラットンは、著書『LIFE SHIFT（ライフ・シフト）――100年時代の人生戦略』のなかで、資産の重要性について、次のように語っています。

「資産とは、時間を通して価値をもたらすものであり、これまでは主に現金や家財、不動産、株式といった有形資産を指してきた。目に見えるこうした有形資産は、今後ももちろん有用だが、長寿社会ではもう一つの資産を持つことが幸せな人生を作るための強みとなる。無形資産を持つこと。人生を長生きするときに金銭的な問題は重要でも、人生の目的は貯蓄ではない。リタイアしてから数十年を楽しく送るために無形資産の価値に、目を向けるべきである」

良い人生を送るためには、有形と無形資産を充実させ、バランスを取り相乗効果を生み出すことが大事なのでしょう。

さらに無形資産の種類として、グラットンは、まず4つ挙げています。

孤独で寂しく暮らすのではなく、優しい家族に囲まれる人の方が長生きをするし、幸せだ。また、昔からの多くの友人がいて、仲間との楽しい時間を過ごす人間関係は大事だし、簡単には得られない。さらに、積み重ねてきた知識やスキルは、多くの人に素晴らしい時間を与える。そして、肉体的精神的健康に恵まれること。

まとめれば、①優しい家族、②素晴らしい友人、③高度なスキルと知識、そして④肉体的精神的健康に恵まれることが無形資産であるということです。

「しかし、これらの無形資産の難しいところは、有形資産と違い物理的な実態を欠くために計測できないし、やり直しがきかない、代替もできない、交換もできない、売り買いできない。それぞれが個人に帰すものなので、放っておくと資産は低下するだけに、慎重なメンテナンスは不可欠どころか、常に投資が必要になってくる」

とも語っています。

特に、最後の肉体的精神的健康に恵まれることは、先に挙げた三つの要素の分母となるものです。

優しい家族も、素晴らしい友人も、高度なスキルと知識も健康であればこその話です。

健康は究極の無形資産といえます。

幸いなことに、この健康資産だけは、他の無形資産と違ってある程度は計測ができます。健康診断を受けたり、アップルウォッチなどのウェアラブルな端末を使ったりすることによってもわかります。

長寿社会のなかで、究極の資産である健康に留意することは何よりも重要で、その上に楽しい人生が待っているのです。

4 Active Health の時代

では、それらを支援してくれる機能が社会にあるのでしょうか。

残念ながら、現代の医療法のなかでは、健康を積極的に応援してくれる機能はないに等しいのです。

医療制度は健康を損ねたときにこそ、その役割を発揮します。それはちょうど自動車で事故を起こしたときに命を救ってくれる安全機能のようなものです。

最新の車では、事故を積極的に避ける

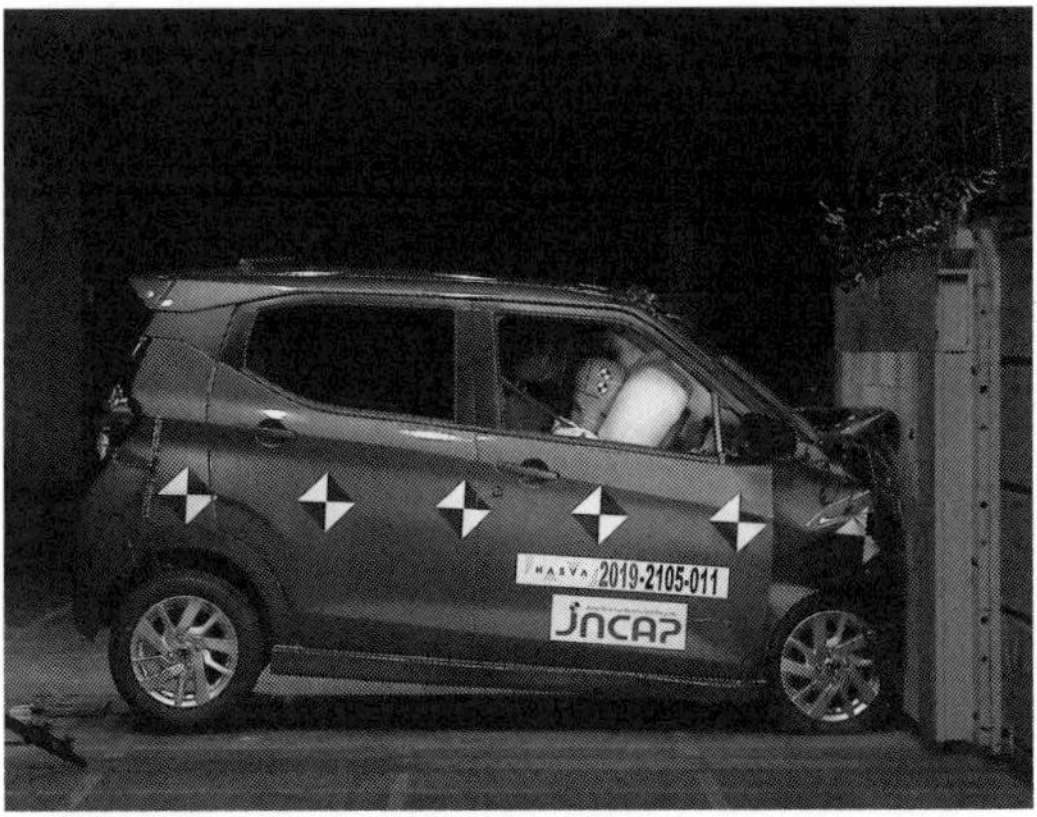

Passive Safety（出典：NASVA 自動車事故対策機構）

機能が当たり前になりつつあります。

Active Safety（積極的安全）と呼ばれるものが、それです。以前から研究されていた衝撃吸収バンパーやエアーバッグなどは、事故を起こしたときに命を救ってくれるものであり、Passive Safety（受動的安全）と呼ばれます。

それこそが医療に置き換えられるものです。

しかし、事故を起こさないこと。すなわち、病気にもならないことで健康な生活を過ごすことができれば、こんな幸せはありません。

コロナ禍のなかで痛切に思うことで、今一番大事に考えたいものです。言い換えれば、Active Healthの時代がやってきたといえるでしょう。

健康は当たり前ではなく、**自らが作る時代**になりました。

5　健康資産の相談役

Active Safetyは薬局が支援する立場にあります。

なぜならば、唯一気軽に訪れることができる、日常生活の中にある医療機関だからです。

薬局の本業をもう一度考えてみましょう。

本業は、時代によって変化してくるといわれます。

例えば、もともとアマゾンは書籍の通信販売会社だったものが、今では生活全般に役割は広がり、ネットを使った番組配給まで行って、生活になくてはならない存在になりました。またアップルは、ガレージで作ったパソコンを売ることから始まりましたが、iPhoneでお馴染みの電話メーカーであり、アップルウォッチで世界一の時計メーカーにもなりました。さらにその時計を用いて人々の健康管理を行う企業を目指しています。

逆にコダックは2000年までは、誰もが知っている世界で最大の、写真や映画で使われるフィルムのメーカーでした。

しかし、本業にこだわった結果、フィルムからデジタルデータへの対応ができずに2012年に倒産しました。

身近な例でも、百貨店は消え去りつつあります。特に、地方百貨店から姿を消していますが、もう決して増えることはないでしょう。

モノがない時代には、百貨店は確かなモノがある場所でした。しかし、現代のようにモノは良いのが当たり前で、それらが満ちあふれている時代には、存在価値を失いつつあるのが実情です。

このように業務を特定化し、変化へ対応をせずに活動していると、結局は時代から取り残されてしまいます。

そして消えていきます。常に生活を見る目が必要です。

薬局は長い間、医薬分業という制度のなかで調剤という本業を国から与えられてきましたが、昭和・平成・令和と時代が大きく変化した結果、役割をもう一度見直し、新たなベクトルに向かう機会がやってきたといえるでしょう。

国は今や健康医療戦略を謳い、「そもそも病気にさせない―予防」「なっても重症化させない―進行抑制」「社会から隔離させない―共生」を進めています。

予防は時代とともに重要性を増してきました。一人の生活者の疾病予防から進行抑制、共生までを見ることができる機能は、世の中で薬局にしかありません。

健康という資産を守る業種を考えれば、コンビニ、ドラッグストア、ネット通販などを見てもそれぞれが非対面性や顧客関係性においては困難があるなかで、薬局には大きな可能性があることを感じ取れるでしょう。

薬のことだけを見る薬局から、生活を見る薬局へ。

6　薬局の6つの問題

時代、人々の生活・気持ち、社会保障の問題、そこから発生する新たな価値観を考察します。

行政に振り回される「調剤薬局」の現状を解決するためには、行政から発せられる情報だけに目をとらわれないこと。もっと人々の生活や心に寄り添うことこそが大事でしょう。なぜなら、国の制度も国民を主体に考えており、同じゴールを目指すなら、すべての出発点でもある人々の生活から未来を見るほうが本質に近づきます。

健康問題が社会の最大の関心事となる以上、薬局、薬剤師は薬のプロフェッショナルとしての活動は当然のこと、人々の健康な生活を指導し、支援するという立場も加わります。日常からしっかりパーソナルケアをしていれば、健康相談はもちろん食生活や運動の相談のためにも薬局を訪れます。薬が必要な状態になれば、支援が求められますし、高齢になってからの在宅ケア時まで、薬剤師との一生涯の関係は、生活者にとって欠くことができない大事なものとなります。この関係性があることで、結果的に薬剤師の活躍フィールドも広がり、永続的な事業性も確立できるでしょう。

「調剤薬局」から一歩踏み出し、薬局は人々の健康生活を守り、薬剤師もそのなかでスターとして輝く時がやってきました。

薬剤師の皆さんには、ぜひ活躍するためのスキルを獲得してほしいものですが、若い薬剤師の中には、現状に危機感を持つ人たちも多く見受けられます。やらなくてはいけないことだけを長年やっていることが常態化し、時代に取り残され始めた「調剤薬局」。問題のありかが往々にして漠然としたものになりがちですが、危機感を構造的に分析し、生活と照らし合わせることで課題が明確に見えてきます。

課題さえ明らかになれば、必ず解決できます。

ここで薬局の問題を一つずつ洗い出してみましょう。大きくは6つの問題が見て取れます。ショップ、コミュニケーション、経営、人、情報、商品です。

(1) ショップの問題

薬局は、ショップ機能をもっと大事に考えるべきです。ショップは単なる待合の施設などとは違い、人々にとって見る楽しみ、買う楽しみがあって魅力的な存在です。だからこそ人々が訪れてくれますが、「調剤薬局」の待合室にいる顧客は手持ち無沙汰にならざるを得ません。これでは駅の待合室の延長でしかありません。ショップという概念を持ち合わせていませんでした。

「調剤薬局」の未来を暗示する例があります。

酒屋（酒販店）の40年前の店舗数は14万軒でした。サントリーは大きなリソースをかけて、酒屋のリニューアルを積極的に行いました。ウイスキーなどの販売は、当時は酒販免許が必要で、酒屋がなくなれば、消費者に販売する場所が少なくなるだけにサントリーとしては死活問題です。酒販店としても家族への承継や近所にできるコンビニなどの問題を解決するために、店のリニューアルを行うことになりましたが、現在では4万軒に激減してしまいました。

なんと40年間で10万軒がこの世から消え失せてしまったのです。酒税法の規制緩和で多くのコンビニなどで酒販免許を持ちやすくなったことが外部的要因ですが、自動販売機を店頭に置いて店内に入らない環境を自ら作り出してしまい、ショップの魅力を捨てたことも酒屋自体が消えた原因の一つでした。

これは薬局だけでしか処方箋が応需できなかったものが、ドラッグストアの調剤併設など、さらには規制緩和によって変化するかもしれない未来となんだか似ています。

ここから読み取れることとして、サントリーの失敗は、店舗を装飾的なデザインリニューアルだけで終わらせてしまったことでしょう。本来行うべきは、業態を念頭に考える業態デザインのリニューアルだったと確信しています。

一方「調剤薬局」のショップデザインに関しては、デザインという言葉すらも存在しないくらい、何も気を使って来なかったといえます。医療機関の近くに開局し、「全国の処方箋取り扱います」という文言を出しさえすればよかったのです。

（2）コミュニケーションの問題

「調剤薬局」を擬人化してみましょう。何もいわずに、いつもそこに黙って立っているだけの人のようで、なんだか不思議な存在です。そんな受け身の姿勢が当たり前になってしまった「調剤薬局」です。地域の人々に向かって語ることはないのでしょうか。

今までの薬局は、水虫だとか、痔の悩みなど、病気の悩み相談という狭い情報の発信しかしていません。さらに薬局内には、製薬メーカーが作る病気のパンフレットなど、病に関する情報があふれ返っています。これでは、まるで病の殿堂です。

コミュニケーションに関しては、負のコミュニケーション以外、何もしてこなかったと言っていいでしょう。

何かの広告をするとか、意味のない情報を一方的に伝えるものではなく、コミュニケーションとは行動変容を促すためのものです。本来は健康な生活の素晴らしさを深く理解してもらい、健康生活を促すことが薬局のコミュニケーションの基本になります。

（3）経営の問題

現在はコロナ禍のなかで、特に飲食業や宿泊業は悲惨な状況です。以前は、ここ東京表参道だと、空き店舗が出れば新しい店がすぐに開店し、ただしあらかたは数年で潰れてしまい、「儲かるのは不動産屋と内装屋だ」と冗談もいえましたが、今では空き店舗を見ることにずいぶん慣れてしまい、不動産屋と内装屋も儲からなくなってしまったようです。

厚生労働省（以下、厚労省）が発表する雇用保険事業年報から割り出した「中小企業白書」を見ると、医療、福祉関係の廃業率の低さは明らかです。宿泊業や飲食業などと比べると、割合は半分以下と発表されています。確かに20年前に5万軒に近い店舗だった「調剤薬局」は、すでに飽和状態といわれながらも、最近では6万軒前後まで増えています。また、若い薬剤師と話をすると、独立意識が旺盛ですので、簡単に減少することはないでしょう。

時に取り上げられる「調剤薬局」批判は規模にかかわらず、ほとんどが経営に起因しています。

薬歴未記載や付け替えなどの不祥事の背景に、それらを引き起こす経営者の問題があります。

医療は、診療報酬で定められた業務だけで継続的な事業が行える業種です。昨今、右肩上がりの上昇を抑えるために行われた調剤報酬改定でも、政治に働きかけながら何とか最悪の事態を免れています。そんな状況もあり、他の業種と比べれば、危機感はほとんどないと言っていいでしょう。収益を再投資することを忘れてしまっている経営者もいます。

結果、経営哲学すら欠如した、危機感のない経営者の存在が薬局全体の評価を落とすことになっています。

(4) 人の問題

薬局の魅力は結局、人の魅力です。そのためには、常にスキルアップを目指す仕組みがなくてはなりません。

国家資格を持った薬剤師がいなくては調剤業務を行うことができないので、「調剤薬局では薬剤師が主役です」となりがちですが、薬剤師のみならず経営者、スタッフにも常にスキルアップができる仕組みは絶対的に不可欠です。

顧客が訪れるのは一つの薬局で、規模とは関係がありません。ビジョンの元に意識を高め、活動の方向性を明確にすることは過誤の防止にもなります。一人ひとりのモチベーションに目を配らなくてはいけません。

薬剤師の薬局外での活動は、地域社会との繋がりを作り、やりがいを高めますが、まだま積極的に行っている薬局は少ないようです。

(5) 情報の問題

経営を継続させるために情報の収集は必要不可欠です。しかし、最新の情報を獲得するには、難しさが付いて回るようになりました。なんらかの研究会などに積極的に参加するか、卸やメーカーからの提供という方法でしか手に入れることができません。情報の多くは、行政から通知されるものや医薬品情報です。世間の動きを知る情報収集という作業は、大海にひとりぼっちで航海をしているような状況で、大きな努力を必要としています。

情報発信に関しても、顧客や地域住民の利便性のために最低限のホームページを持つことはすでに常識ですが、それすら整えることを怠っている「調剤薬局」も目につきます。今や、就職は会社案内のパンフレットではなく、ホームページから情報を得る時代であることを知るべきでしょう。優秀な人材を獲得するためには、目に留めてもらえる情報を発信しなくてはいけません。

（6）商品の問題

殺風景な店内の「調剤薬局」もまだまだ目につきます。

その一番大きな原因は、商品がほとんどないことです。処方箋に基づいた医薬品だけのビジネスが「調剤薬局」であり、ドラッグストアでよく売られている健康食品はもとより、本来あってもおかしくないＯＴＣ医薬品すら置いてない薬局もまだあります。なかには、非常識な処方元の医師が置かせないなどというばかな話もあったようですが、さすがに最近は少なくなってきたようです。

しかし、いざ販売に力を入れようとしても商品を集めるチカラ、売るチカラが「調剤薬局」にはありません。

原因には、今まで調剤事業を中心にやってきただけに、取引先が医薬品卸に限られていることがあります。

そのために限定された商品しか用意されておらず、魅力的な商品を揃えようにも、マーチャンダイジング（商品の品揃え）に関する知識、さらに販売しようにもビジュアルマーチャンダイジング（売り場作り）に関するノウハウもないのが現状です。

商品は売り上げ以外にも、薬局内に楽しさを持ち込むことができ、コミュニケーションを発生させます。また、顧客が購入した満足感は薬剤師やスタッフの達成感にも繋がります。

第4章

常識を壊す

1　言葉のチカラと呪縛

当たり前になってしまっていることは、言葉によって共有化されて常識になっています。

私たち人類の歴史は言葉の歴史と言ってもいいでしょう。

人類が二足歩行を始めたのは６００万年前といわれ、多くの時間は猿と変わらない行動をしてきました。

しかし、４～５万年前に突然変異が起こり、喉頭が下がって喉頭蓋と軟口蓋の間が広くなります。

その結果、声帯で作られた音が共鳴する空間が広くなって表現を持つことで、言葉を持ち始めたといわれています。

それだけに言葉は、人類の進化に大きな力を与えてきました。認知革命にも言葉は力をもたらしていたのでしょう。

今でも言語は、コミュニケーションの中心として大きな力があります。常識と思っているような当たり前の言葉を見直すだけで、概念は変わり、行動も変わってきます。

今まで日々の活動で日常的に使っている「患者」「待合室」「薬の販売」「かかりつけ」さらに「調剤薬局」までの言葉を見直します。

「患者」でいいの?

「患者」という言葉を辞書で引くと「病人やけが人。主に医者の側からいう言葉」と出ています。

医師側が使う言葉ですが、文字通り患っている人を指すので、病気の人に対して使う言葉です。

しかし、薬局でこれを使うとなると、自らの首を絞めることにもなるのです。

病院から処方箋を持って患者は薬局を訪れますが、彼らは薬を服用して日常生活に戻ろうとやってきます。そこで養生して元気になれば、患っている人ではないので、患者ではなくなります。

この部分こそが、現在の薬局の置かれている立場を明らかにしています。今は、患って処方箋をもらったから行かざるを得ない場所でしかないのです。元気になった人々は、薬局を生活の中から排除して日常生活に戻ります。患者という概念を持って接するなら、ここで関係性は切れてしまうでしょう。

問題の解決は極めて簡単なことです。

継続的な関係を結ぶのであれば、患っているときだけの「患者」という言葉を変えればいいだけなのです。

患者から顧客という概念に変えることが、今後の薬局経営のみならず、生活者のベネフィットにもなります。

顧客と薬局との関係が日常生活でも続くことによって、薬局は健康管理をサポートしてくれる唯一の場として認識されます。

国はセルフメディケーションの重要性を説いていますが、それはサポートしてくれるプロフェッショナルの存在があってこそ。

まさに薬局薬剤師にしかできない仕事です。

さらに、顧客の延長線上に顧客化がありますが、これは、関係が強固になること。ある顧客を常に支援する「かかりつけ」という意味合いにも繋がる言葉です（後述）。

病院の「患者」は、あなたの「顧客」なのです。

「待合室」っておかしくない？

薬局設計を行うときに必ず調剤室と共に出る単語が「待合室」です。

しかし、待合室となれば、時間が来るまで待つための場所でしかありません。

もちろん、ヘルスケア商品やOTC医薬品を販売するのと違い、テーラーメイドな作業を要する調剤業務には時間がかかります。

調剤業務の時間を短縮するために多くの薬剤師が努力をしていますが、業務の時間をゼロにすることはできません。顧客は手持ち無沙汰にならざるを得ません。結果的にイライラと顧客を待たせます。

その空間を待合室のまま放置するのは、薬局の怠慢でしかありません。

時間を変えることはできませんが、時間の概念を変えることはできます。

例えば、滞在という言葉で考えてみてはどうでしょう。

今、百貨店やショッピングセンターなどの大型商業施設では、滞在時間を長くさせることが、その商業施設のポテンシャルだといわれています。

ただし、そこに何らかの意義がなくては滞在になりません。滞在する意義を作ることは、薬局側のもはや義務です。

健康情報がある、そこにいると楽しく心地良い、あるいはショッピングが楽しめる、など、薬局側から意義はいくらでも作れます。

顧客側の気持ちに寄り添って、待合室といわれてきた空間を、意味がある場に変えるべきでしょう。

いろいろな楽しい情報があり、買い物もできる。ちょうどそれはコミュニティが発生する場、コミュニティルームなのです。

コミュニティを自分の薬局内に持つということは、素晴らしいことです。

薬局は何を売ってきた？

経営の神様といわれたピーター・ドラッカーは語っています。「あなたが何を売りたいかではなく、顧客が何を求めているかを知るべきだ」と。

薬局は薬を昔も今も売っています。

ステーキハウスであれば、顧客は大好きなステーキを食べることを目的として行きますが、薬局の顧客は薬が大好きで来るわ

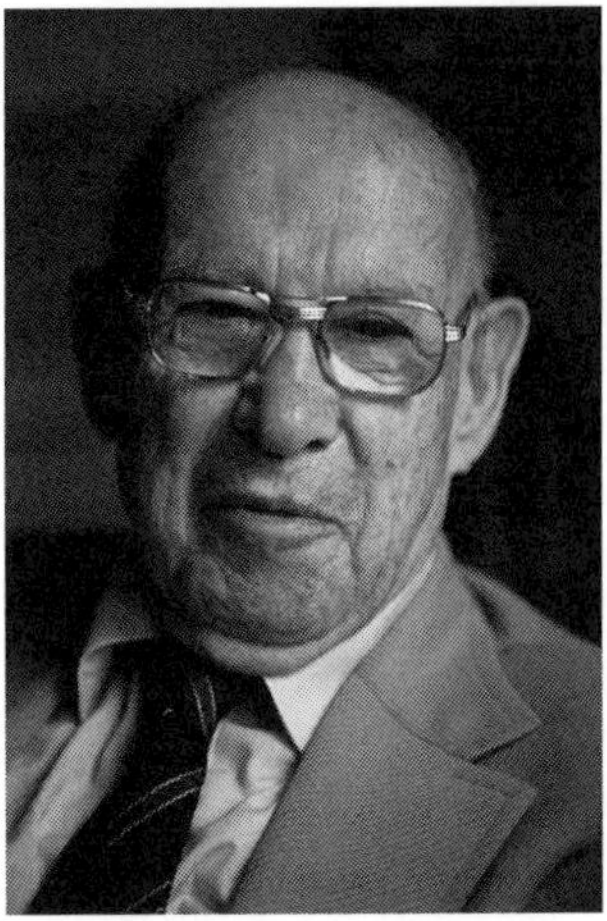

ピーター・ドラッカー

けではありません。薬は健康を維持し、取り戻すためのものです。

薬に込められたものは健康です。

薬局は昔から薬を通して健康を販売していたことが理解いただけるでしょう。

薬剤師は健康を販売していたのです。

そして、顧客は健康を購入しに来ていたのです。

「かかりつけ」とは?

日本医師会では「健康に関することを何でも相談でき、必要な時は専門の医療機関を紹介してくれる身近にいて頼りになる医師のこと」をかかりつけ医と呼んでいます。

また、「いつも診察をしてもらっていること」とも出てきます。病気である状態が前提です。

往々にして医療提供側から使われる指導用語の一つであるこの言葉は、これからの薬局の活動に馴染みません。

日常生活のなかで唯一、健康のケアができる医療機関として薬局はあるだけに、もっと今に即した言葉であればわかりやすくなります。大事なことは生活者からの視点で支持されることなのです。

ウェブブラウザで自分にとって好きなサイト、素敵なサイトをお気に入り（ブックマーク＝favorite）に入れますが、かかりつけという行政臭がある言葉よりも、よっぽど適切な言葉です。

かかりつけは、薬局で使うならfavoriteです。「お気に入りの・大好きな」と訳されます。生活者目線で見てみれば、My favorite pharmacy（私が大好きな薬局）のほうが、はるかに魅力的です。

お気に入り薬局、お気に入り薬剤師を目指すべきでしょう。

2 「調剤薬局」という変な造語

変な名前だと感じる理由は、名前そのものではなく、その成り立ちにあります。

以前、大学の先生に講演をお願いしたことがありました。彼は、厚労省に勤務していた時代に「患者のための薬局ビジョン実現のためのアクションプラン策定」に関する検討委員をしていたので、薬局経営者対象の講演で、今の厚労省への思いを話してもらうには最適な人物でした。彼がそこで語ったワードの中に、「**『調剤薬局』は死語に**」というくだりがあります。

これは国の都合のなかで漂う「調剤薬局」という名前の象徴的な表現でした。

この言葉、「調剤薬局」がしっかりと地に足をつけたのは医薬分業が進み、調剤だけの業務で経営が成立し始めることにより、多くの薬局が「調剤薬局」にシフトし始めた平成14年。厚労省からの働きかけで総務省によって正式に産業分類に記されたことによります。

何と、その名付け親と言ってもいい厚労省は15年後の今、死語だと語り、調剤だけをしている薬局は消えゆく運命で、診療報酬も限りなく下げられると警告をしています。

また、中医協では「調剤以外の付加価値を持たない薬局は将来淘汰されるべきだ」と健保連からも指摘され「調剤薬局」は散々です。

では果たして「調剤薬局」に代わる、わかりやすい名前はないのでしょうか。

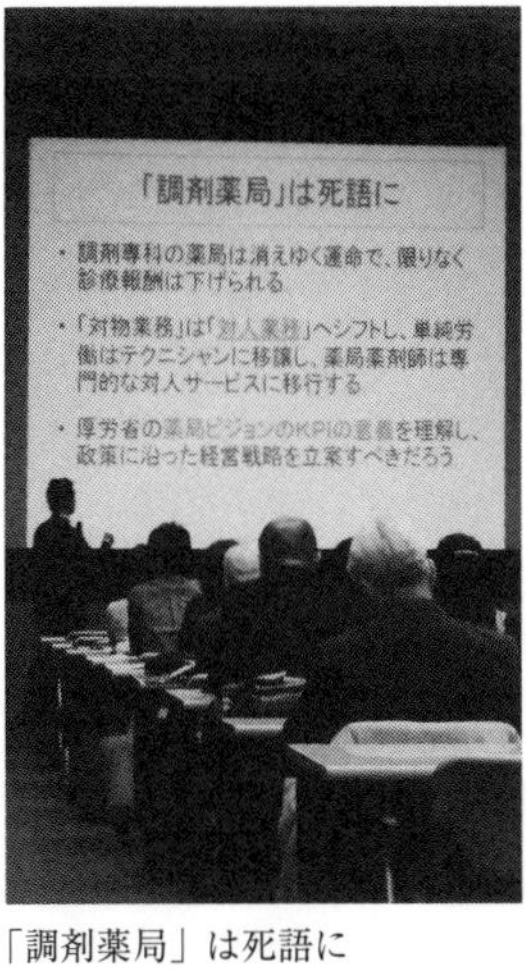

「調剤薬局」は死語に

3　時代の勝者

ビジネスには「最適化の競争」という側面があります。ある一定の条件のもと、最適化を成し遂げた企業が勝者となる可能性は高くなります。それだけに競い合ってそのシステムと企業体質を作り、規模を拡大し、業界内で揺るぎない地位を確立します。その先には上場して市場から資金を集めてM&Aを行い、知名度を上げるためにマス広告も行います。そこでさらに良い人材も集まり、晴れて業界の一流企業となるわけです。そして一流企業らしい高層ビルのオフィスに本社を構えます。それはまるで時代の勝者です。

「調剤薬局」の世界も例外ではありません。薬剤師も上場企業に勤めることで、最新の設備が整ったおしゃれで働きやすい環境の薬局で働き、福利厚生も申し分なく、生活も安定し、ハッピーな日々を送れることになります。

上場「調剤薬局」チェーンが作り上げた世界は、決して否定するものではないどころか、**「調剤薬局」時代**を進化させた功績は大きく、薬剤師の労働環境を改善したことは極めて意義があることです。

ただ残念なことに、上場「調剤薬局」チェーンの成功は、厳しくなる一方の制度ベースでの最適化でしかなかったのです。

収益源は、その制度に依存した地上にある「調剤薬局」なのです。制度に最適化した薬局を使って大きくなっただけで、国民の生活から支持されて成長をしてきたのではありません。ところが、少子高齢化のために、その医薬分業制度の大元である国民健康保険法の基本構造が揺らいでいます。

企業規模が拡大すればするほど、点数というインセンティブに対応せざるを得ず、さらに上場することにより、投資家へ対して収益を確保しなければならないというジレンマの中にあるといえるでしょう。

結果的に大きくなり過ぎて変化に対応できず、絶滅した恐竜になるおそれがある上場

「調剤薬局」チェーンは、今や抜本的な改革を迫られていますが、規模が大きいだけに非常に難しい立ち位置にあるといえます。

逆に昔からの個人薬局は、顧客や地域との深い繋がり合いを持てていたならば、大きな未来への可能性が広がっています。そこには人と人との繋がりがあるからです。

では、「調剤薬局」が死語だとするならば、どんな表現で産業分類に記されればいいのでしょうか。

あてにならない制度への最適化でなく、生活への最適化を考えてみます。健康という資産が、時を経るごとにますます重要になることは明らかです。ヘルスケアが生活の一部になってくるだけに、ヘルスケアのプロフェッショナルとしての薬剤師は、大きな価値を持ち始めます。

ヘルスケアのプロショップ「ヘルスケアプロショップ」時代の幕開けです。

第5章

class A プロジェクトのスタート

1　問題解決のための組織づくり

「ヘルスケアプロショップ」を実現するために、現在の「調剤薬局」の6つの問題を考えてきました。

このようにさまざまな問題が挙げられますが、読み取れる問題があるということは、成功へのヒントが見えているということでもあります。

これらの問題点の中心には経営者がいます。今後は、管理薬剤師はもちろん、勤務薬剤師でも経営的視点を持つことが必要とされます。

それでは、薬局のショップとしての機能、また地域・顧客とのコミュニケーション、諸々の情報の収集と発信、マーケティングをベースにした正義の経営、働く人々のスキルアップのための仕組みと生きがいの構築、今までは取り扱わずに済んでいた商品など、先に挙げた6つの問題の解決に進みましょう。

いろいろあるようですが、一つずつ見れば、さほど難しい問題ではないことに気がつくでしょう。そして問題を丁寧に解決していけば、結果的に最高の薬局を作ることになります。だからこそ、薬局は大きな可能性を秘めているのです。実現化するためには組織が必要です。そこで支援を行う組織を作ることになりました。

まず、現状を見たときに「調剤薬局」を3つのグループに分けることから始めました。

A　現状に危機感を持って改革を目指す薬局

B　調剤専門薬局として今後も進む薬局

C　調剤報酬、人的問題などの問題から、M&Aか廃業もやむをえないと考える薬局

これら3つのグループから、Aに属する薬局をイメージして、支援のメニューを考えることにしました。

この作業に際し、コンサルタント的な立場では意味がありません。強力なリソースを持つパートナーを必要としていましたので、「保険薬局・薬剤師のチカラでより良い世界を作る」というゴールを共有できるパートナーを探すことになります。

2　パートナーとしての卸

値引きは安易にして人類最悪の発明でしょう。言い換えれば、自らの価値を貶める行為といえます。

医薬品卸がその悪手を使わざるを得ない原因は、同じ製品を持ち込むことにありま す。配送回数も取引先決定の決め手となるようですが、これは薬局の在庫低減の協力でしかありません。結果的に薬局の卸決定は、値引きと頻回配送によります。ただし、医薬品卸が貢献してきたサービス力は、裏を返せば、残念なことに得意先の経営力の弱体化を招いてきました。

しかし、それらは過去のものとなりつつあります。環境が変化する中、それぞれに真の生き残り策を模索していかなければいけません。ジェネリック医薬品が一般的になった今、価格は大きな利益を生むものではなく、頻回配送は人件費、環境問題からも許される手法ではありません。

本来なら、医薬品卸と薬局は協力関係にあって、より良い世界を作らなくてはいけないにもかかわらず、利益相反の関係に陥っています。

今後の薬局の卸選びは「安さ」「頻回配送」という麻薬的なサービスに溺れてはいけません。マーケティングを取り入れた健全な薬局経営と、しっかりとした在庫管理を行うことが未来への最善手です。

卸側は注文された製品を適正な価格で迅速に届けるだけではなく、未来を共に築くパートナーとしての強い意思を持つことが必要です。

class Aの活動は、医薬品卸と薬局がパートナーシップを持ち、「調剤薬局」という古い業態を未来社会に適した「ヘルスケアプロショップ」に変換させることです。幸せな長寿社会の構築を共に目指す活動として医薬品卸（メディパルホールディングス）の協力のもと、class Aはスタートしました。

3　ライフスタイルの提案

まずスタートに際して心がけるべきことは「これからの薬局では、生活提案を常に行う必要がある」ということでした。

百貨店の役割は終わってしまったようです。それは、商品に昔のような魅力がなくなってしまったことが背景にあるのでしょう。今は、昔と比べればはるかに豊かになり、モノは生活のなかで満ちあふれて、何でも、いつでも買えるようになりました。いつでも買えるということは、その時に買わなくてもいいことでもあるし、それは買わないことに繋がります。

少し前には、大塚家具がヤマダ電機の傘下に入ったというニュースが話題になっていましたが、同じ家具市場のなかで、大塚家具とＩＫＥＡを比較すれば、今の時代がわかってきます。カジュアルなソファのフロア、ゴージャスな応接セットのフロア、ベッドだけのフロアなど大塚家具は、以前の百貨店のような構成であることが見て取れます。家具を選びにいく時代の店だったのです。逆にＩＫＥＡを訪れると、最初は部屋をコーディネーションしたフロアを回ることになり、店がシーンを演出していることに気がつきます。そこで消費者は、そのシーンの中に明日の自分を想像しています。

良品計画（無印良品）はバブル景気全盛期で、有名ブランドへのこだわりが時代の風潮だった時に生まれました。あえて西友は「ブランドがないブランド」として無印良品を始めました。雑貨、衣服、加工食品を「無印良品」として売り出したところ、今までにない「ブランド」として認知されるようになっていきました。現在では海外店舗数の方が国内を上回るくらいに、グローバルブランドになっています。

すべての商品デザインのトーンとマナーは、無印良品と明確にわかるくらい統一されています。無印良品が好きな消費者は、結果的に生活用品のすべてを無印良品の製品で統一するようになります。これがライフスタイルです。無印良品もＩＫＥＡも、ライフスタイルを提案していることが理解できるでしょう。

4　6つのチカラ

今や薬局こそが、ライフスタイルの提案を積極的に手がける戦略とするべきです。人々に健康な生活を楽しんでもらうインフラとしての役割が薬局にはあります。

class Aは、この6つのチカラを基軸として、薬局を支援しています。

もともと「調剤薬局」にあった6つの問題を裏返した6つのチカラは、薬局が人々の健康な日常生活を提案する場としての役割を果たすためのものなのです。

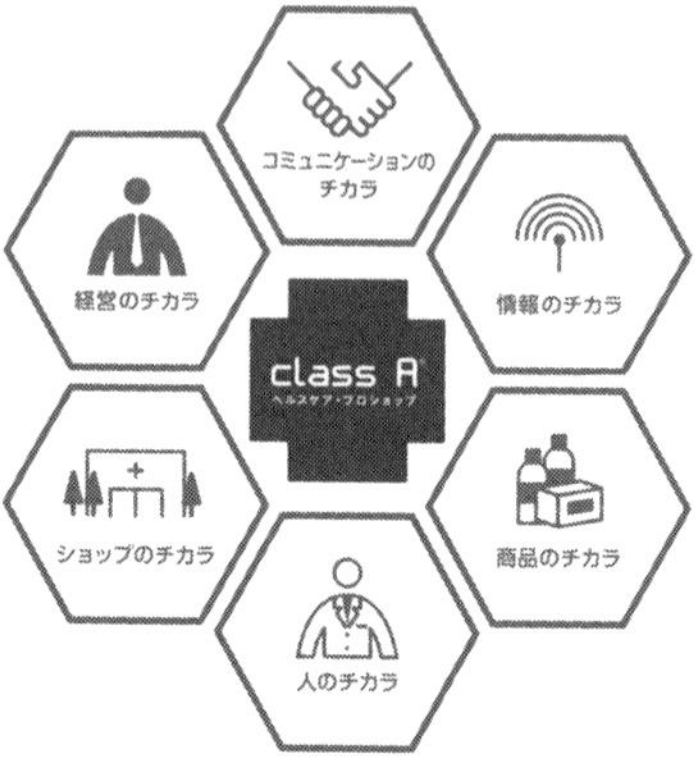

class A が支援する6つのチカラ

(1) ショップのチカラ支援

薬局をショップとして見るならば、アマゾンや楽天にもない「場のチカラ」という、強力なチカラを持っているといえます。薬局が調剤と服薬指導をするだけの場であったなら「トキメキ」は存在しません。しかしこれからは薬局には「トキメキ」はなくてはならないものなのです。

なぜなら国民医療費は限界を迎えており、もはや公費に頼りきる時代ではありません。昭和の時代とは違い、今後は国民一人一人が健康維持のために自費で支出をする流れを作

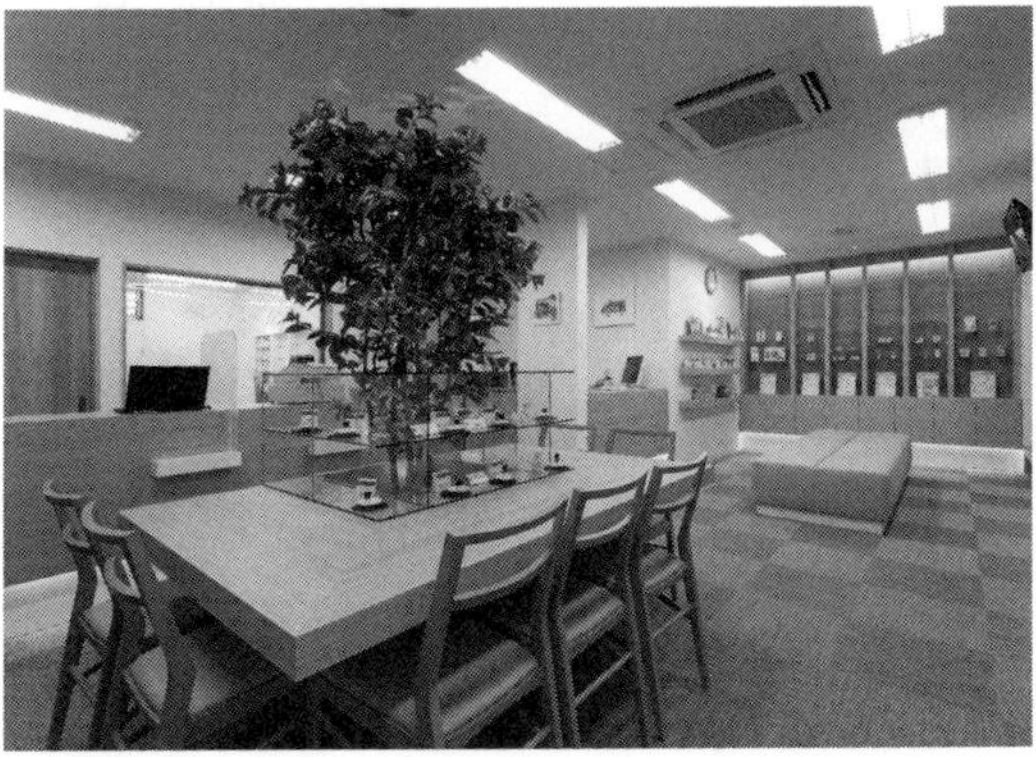

class A ショップデザイン

り上げることが課題となっています。

買い物は個々人の判断によって支出されるだけに、それぞれの人の判断に「トキメキ」が大きなウエイトを占めることになります。

それだけに、ショップデザインの役割は重要なのです。

綿密に計画されたあなたの薬局のショップデザインは、利用する人々に満足感を与え、日々そこで働くスタッフにも誇りを持ってもらえます。

(2) コミュニケーションのチカラ支援

キャンペーン

キャンペーンは大事な活動です。

キャンペーンとは、ある一定の目的を達成するため人々に働きかけるイベントのことです。

生活者の健康リテラシーを向上させ、地域の人々の健康を維持することは薬局の義務でもあります。

薬局への「入りやすさ」や「親しみ」を醸成し、立ち寄るきっかけづくりに役立ちます。

健康応援キャンペーンは、人々の健康意識を高めると同時に、健康に寄与する商品を具体的に紹介することによって薬局内を「トキメキ」の場に変え、街に楽しさを発信します。

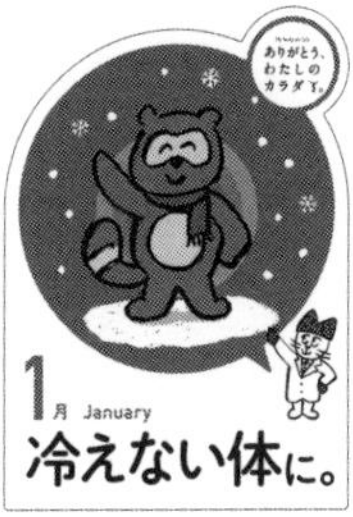

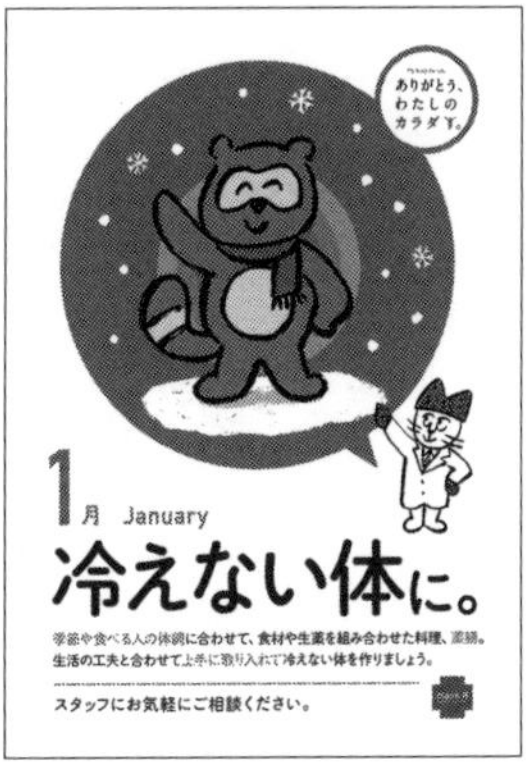

健康応援キャンペーンのポスターとステッカー

テレビの活用

今までなんの疑いもなく「待合室」と書かれていた空間。このスペースを意義あるものに変えるためには、テレビモニターを活用して、オリジナルの健康番組を考えてみましょう。

患者のアンケートから見ると、苦情の背景には患者があまりにも薬剤師や薬局のことを知らないということがあります。「なぜ病名を聞くのか？」「お薬手帳って？」などの疑問に対しての答えはもちろん、健康生活のコンテンツを見てもら

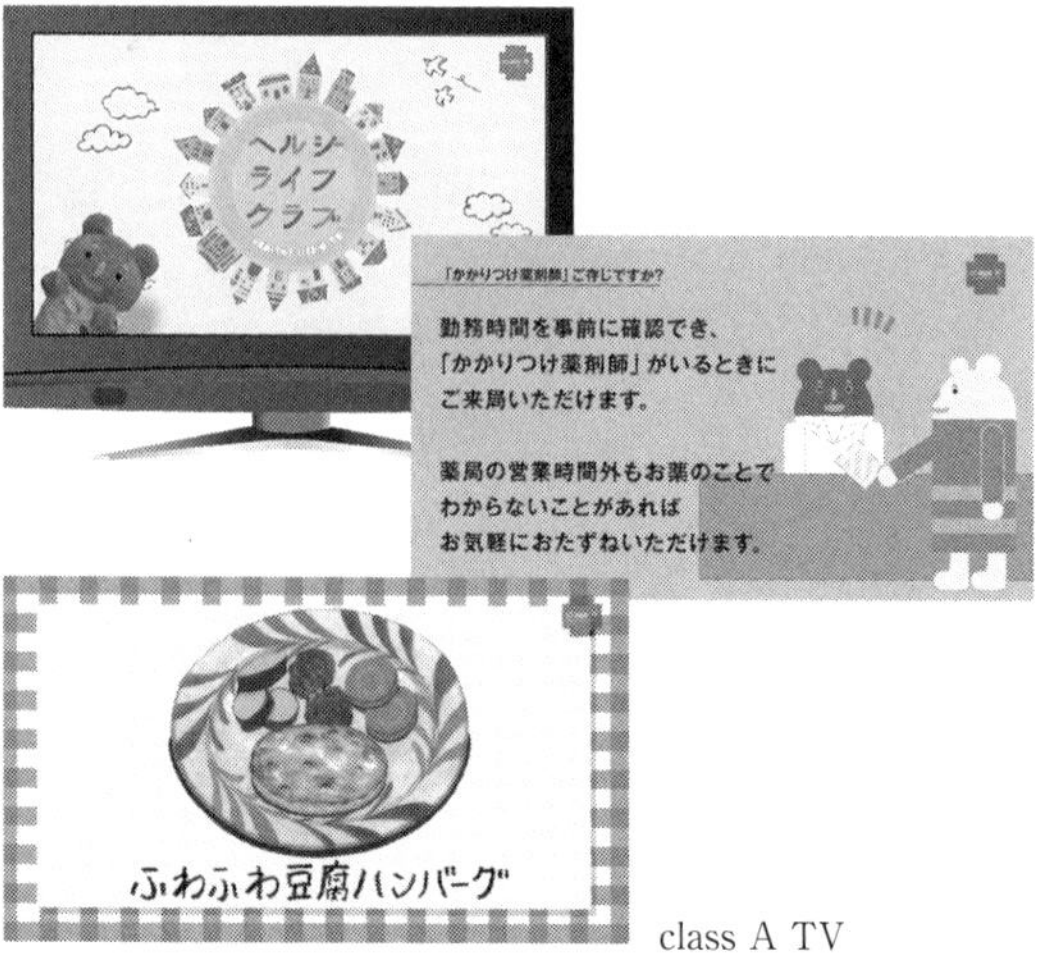

class A TV

うことにより、待ち時間を意義ある滞在時間に変えます。

健康情報紙

薬局内で製薬企業から提供された病気と薬に関するパンフレットを見ることがあります。褥瘡の写真が大きく載っていたり、年寄りは今にも死にそうなイラストで描かれたりもしています。薬局に処方箋を持ってきた患者は多分、長い間診察で待たされて、厳しい指導を医師から受けたことでしょう。そこでさらに、病気のつらいパンフレットを見せて、患者を打ちのめす必要はありません。

薬局の役割は、元気だった生活を思い出し、健康の素晴らしさに気づいてもらい、明日のために健康に向かう勇気を与えることです。

タブロイド版の健康情報誌『Life』はヘルスケアプロショップの空間と時間を、明るく知的なものに変えてくれます。

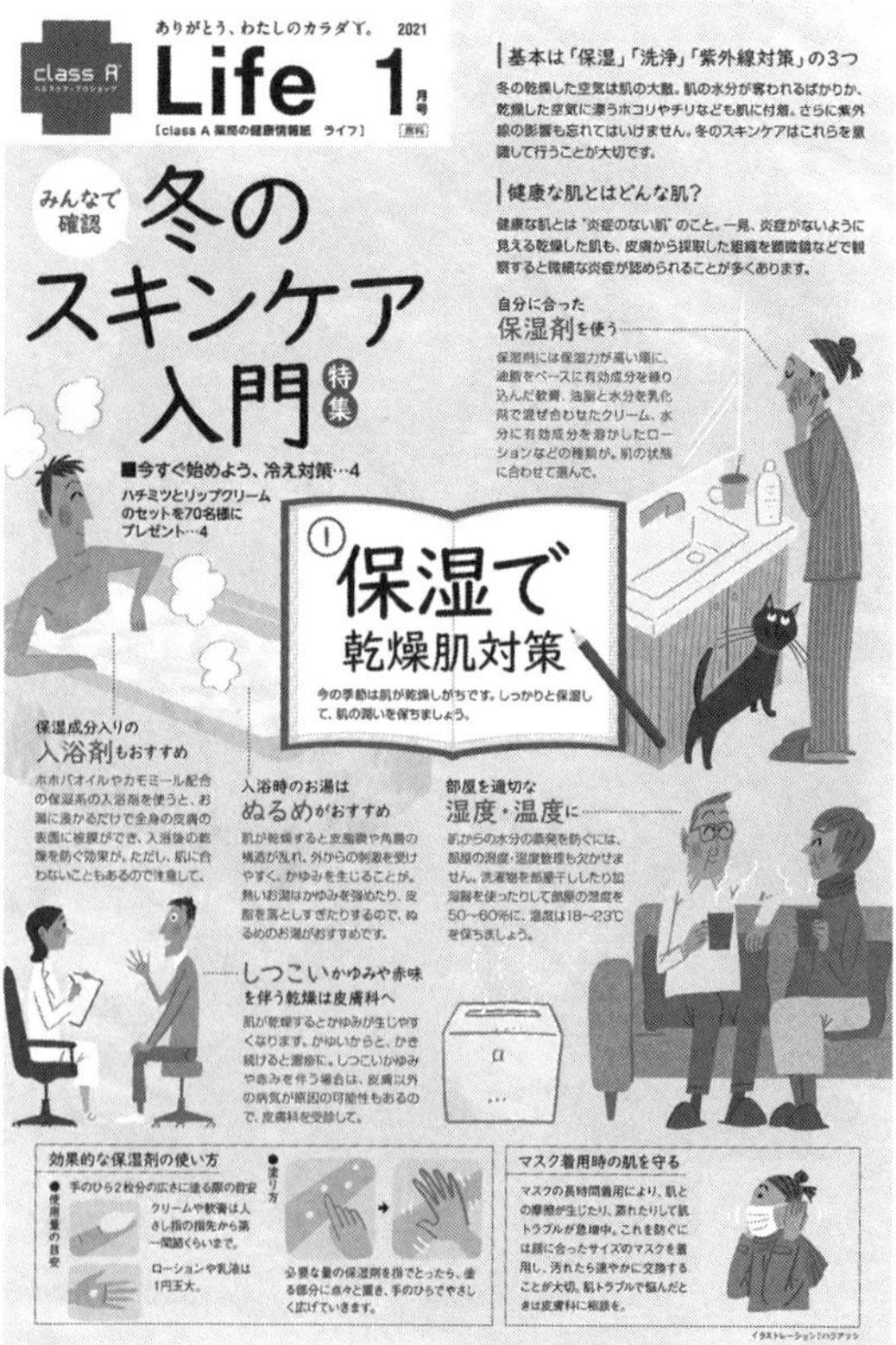

ありがとう、わたしのカラダＹ。 2021

class A

Life 1月号

【class A 薬局の健康情報紙 ライフ】 無料

みんなで確認

冬のスキンケア入門

特集

■今すぐ始めよう、冷え対策…4

ハチミツとリップクリームのセットを70名様にプレゼント…4

① 保湿で 乾燥肌対策

今の季節は肌が乾燥しがちです。しっかりと保湿して、肌の潤いを保ちましょう。

| 基本は「保湿」「洗浄」「紫外線対策」の3つ

冬の乾燥した空気は肌の大敵。肌の水分が奪われるばかりか、乾燥した空気に漂うホコリやチリなども肌に付着。さらに紫外線の影響も忘れてはいけません。冬のスキンケアはこれらを意識して行うことが大切です。

| 健康な肌とはどんな肌？

健康な肌とは "炎症のない肌" のこと。一見、炎症がないように見える乾燥した肌も、皮膚から採取した組織を顕微鏡などで観察すると微細な炎症が認められることが多くあります。

自分に合った保湿剤を使う

保湿剤には保湿力が高い順に、油脂をベースに有効成分を練り込んだ軟膏、油脂と水分を乳化剤で混ぜ合わせたクリーム、水分に有効成分を溶かしたローションなどの種類が。肌の状態に合わせて選んで。

保湿成分入りの入浴剤もおすすめ

ホホバオイルやカモミール配合の保湿系の入浴剤を使うと、お湯に浸かるだけで全身の皮膚の表面に被膜ができ、入浴後の乾燥を防ぐ効果が。ただし、肌に合わないこともあるので注意して。

入浴時のお湯はぬるめがおすすめ

肌が乾燥すると皮脂膜や角層の構造が乱れ、外からの刺激を受けやすく、かゆみを生じることが。熱いお湯はかゆみを強めたり、皮脂を落としすぎたりするので、ぬるめのお湯がおすすめです。

部屋を適切な湿度・温度に

肌からの水分の蒸発を防ぐには、部屋の湿度・温度管理も欠かせません。洗濯物を部屋干ししたり加湿器を使ったりして部屋の湿度を50〜60%に、温度は18〜23℃を保ちましょう。

しつこいかゆみや赤味を伴う乾燥は皮膚科へ

肌が乾燥するとかゆみが生じやすくなります。かゆいからと、かき続けると湿疹に。しつこいかゆみや赤みを伴う場合は、乾燥以外の病気が原因の可能性もあるので、皮膚科を受診して。

効果的な保湿剤の使い方

●使用量の目安

●手のひら2枚分の広さに塗る際の目安

クリームや軟膏は人さし指の指先から第一関節くらいまで。

ローションや乳液は1円玉大。

●塗り方

必要な量の保湿剤を指でとったら、塗る部分に点々と置き、手のひらでやさしく広げていきます。

マスク着用時の肌を守る

マスクの長時間着用により、肌との摩擦が生じたり、蒸れたりして肌トラブルが急増中。これを防ぐには顔に合ったサイズのマスクを着用し、汚れたら速やかに交換することが大切。肌トラブルで悩んだときは皮膚科に相談を。

イラストレーション：ハラアツシ

class A Life

（3） 経営のチカラ支援

正義のマーケティング

これからの薬局は、「人々の気持ち」と「人々との関係性」のなかで成長していくことになります。それだけにマーケティングを一刻も早く取り入れ、経営に生かしていくことは、必然です。現代マーケティングは前述した通り、「三方良し」を実現することです。ステークホルダーとの関係性のバランスを整えること。患者や顧客はもちろん、取引先の卸などの直接的なステークホルダーのみならず地域社会や世の中との関係を大事にすることが、薬局の繁栄に繋がります。

なかでも、地域社会との繋がりや診療報酬外の活動が事業の成長には必須条件です。

それは患者の顧客化の実現です。

そのためには現場に近い関係で経営をする必要があるでしょう。

季刊で発行している『Field』は、保険薬局のためのマーケティング誌で、社会の流れ、他の業界での出来事、ビジネスモデル、成功事例、仲間の活動など、常に最新の情報を網羅した保険薬局マーケティング誌です。

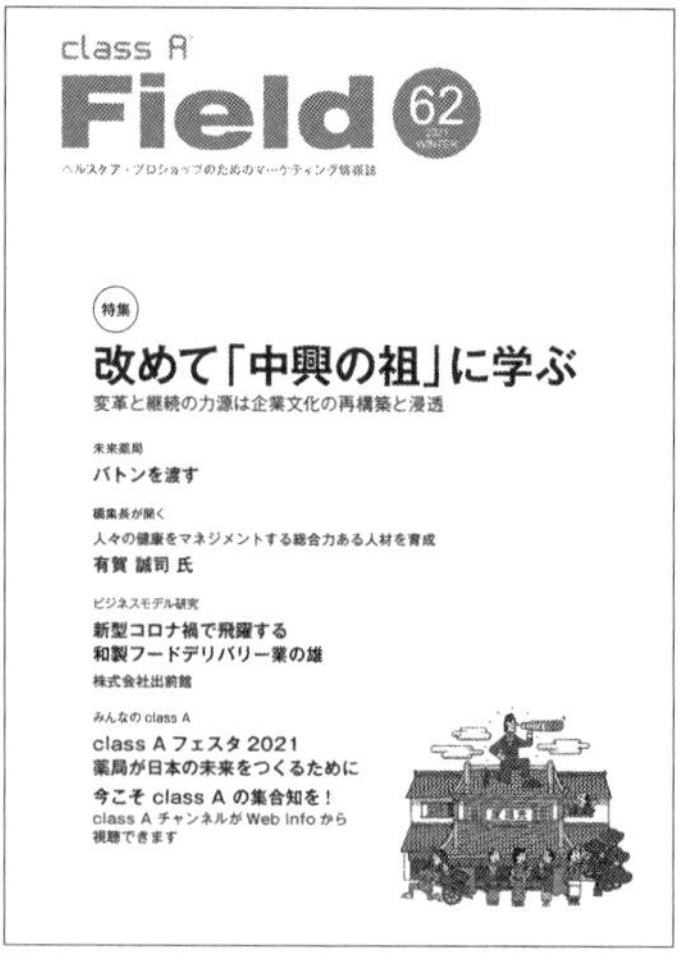

ヘルスケアプロショップのための
マーケティング情報誌
class A Field

キャッシュレス

長期投薬の増加、予期せぬ病気やけがの思わぬ出費、がん治療などの高額な薬剤費の支払いなどでは、クレジットカードが利用できる薬局を選ぶ患者が増えています。

また、コンビニやタクシーなどでも、世の中は小銭のやり取りの煩雑さから電子マネーで支払う時代になってきました。

class Aのネットワークの規模を背景に、手数料が優遇されるクラウド型マルチ決済システムも用意しています。

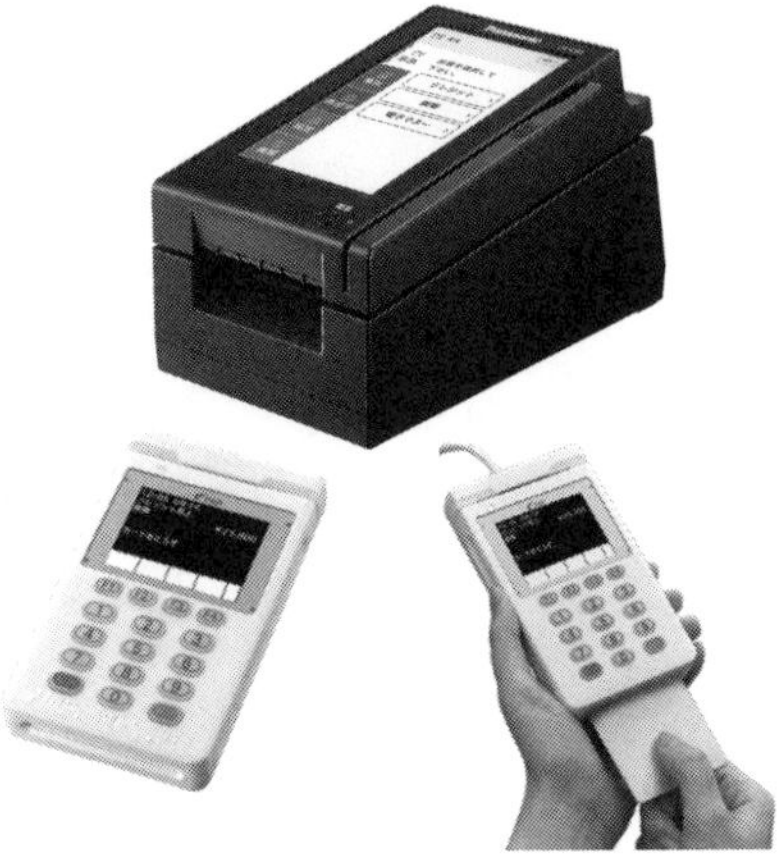

class A 電子決済

（4） 人のチカラ支援

薬局には様々な職種の人がいますが、管理薬剤師、薬剤師、医療事務、登録販売者、栄養士そして経営者も全員が同じ船に乗っていると考えることが、前向きな薬局を作ります。

ある目的の島に向かって船に乗り、懸命に全員で一緒に櫓を漕いでいるという状況が理想的な薬局のあり方です。

薬局はチームです。そのためには、目的の島（ビジョン）に向かうことの設定を忘れてはいけません。

薬局の仕事は、たとえ訪れる患者が違っていても、基本的には、日々ルーティンワークです。だからこそビジョンは必要不可欠で重要な存在です。

教育研修の活性化

薬剤師には生涯学習が重要であるといわれていますが、登録販売者、医療事務、栄養士、経営者にも同様に生涯学習が求められます。

そこで薬局スタッフ全員を支援するために、薬剤師をはじめ、薬局に携わる人々の学習環境を整え、個人薬局でもスタッフ教育ができるようなプログラムを提供しています。

すべての薬局スタッフが、プロフェッショナルとして自信を持って仕事ができる仕組みです。

class A アカデミークラブ

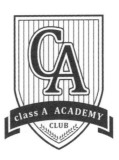

YouTubeなどの活用

コロナ禍における新しい日常において、これからの研修は「いつでもどこでも」出来ることが要求されています。

コロナ収束後には、集合セミナーなども従来通り行われますが、コロナは新しい仕組みを与えてくれたともいえるでしょう。

コンテンツ配信などのリモート研修を活用できるように、class Aチャンネルを作りました。

class A チャンネル

街に出よう！

これからの薬剤師は、健康教育のため積極的に街の中へ出ていくことが求められます。学校はもちろん一般企業、薬局での健康フェアなどに際して使用できる、用途に応じたコンテンツ『みんなのヘルスケア』を用意しています。

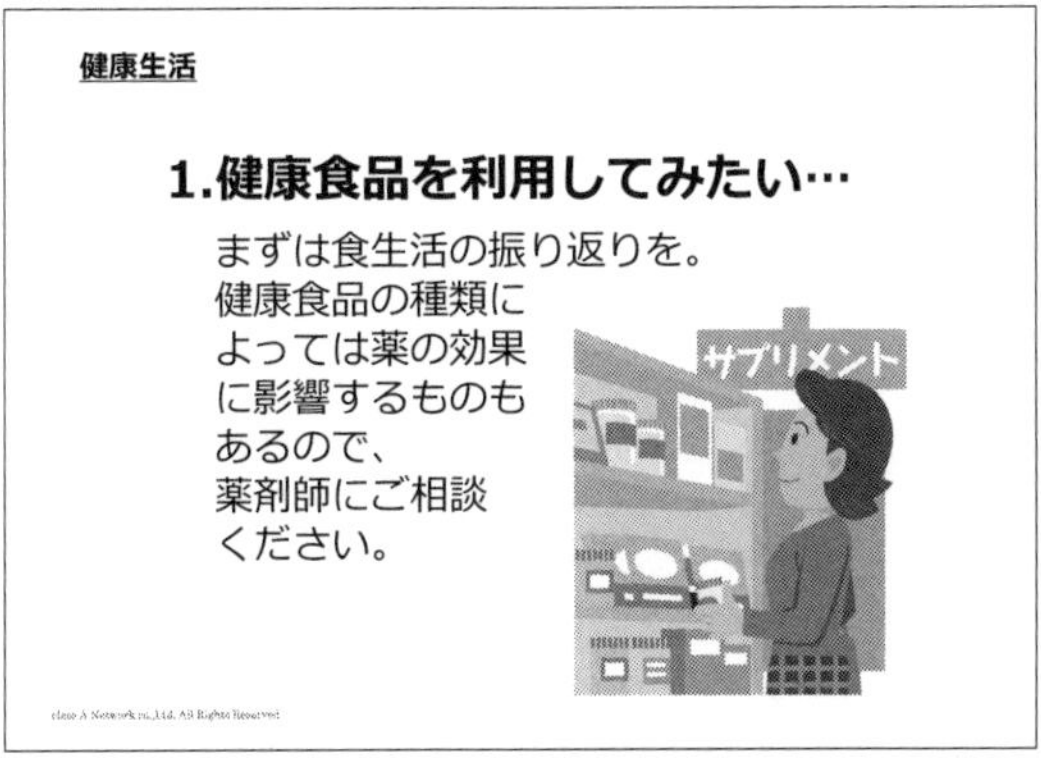
健康生活
1.健康食品を利用してみたい…
まずは食生活の振り返りを。
健康食品の種類によっては薬の効果に影響するものもあるので、薬剤師にご相談ください。
サプリメント

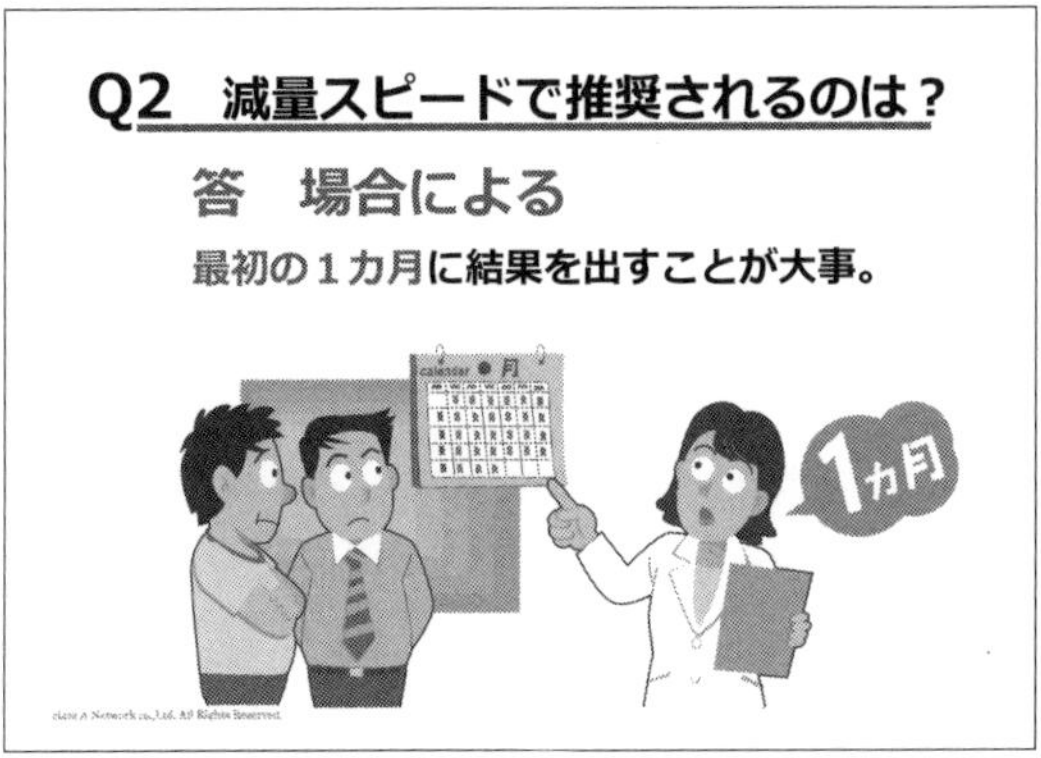
Q2　減量スピードで推奨されるのは？
答　場合による
最初の１カ月に結果を出すことが大事。
1カ月

みんなのヘルスケア

(5) 情報のチカラ支援

情報ネットワーク

社会、経済はもとより、行政、製薬企業、薬局業界の動きなどを常に把握する必要があります。適切な情報をもとにした舵取りは、企業経営に欠くことはできません。思わぬところで逆風に出合うこともあり、経営に困難はつきものです。

情報をいち早くキャッチすることは、想定外の出来事を少なくすることに繋がります。常に最新の情報を把握できるように全店に繋がる組織内情報ネットワーク『Web Info』を整備しました。

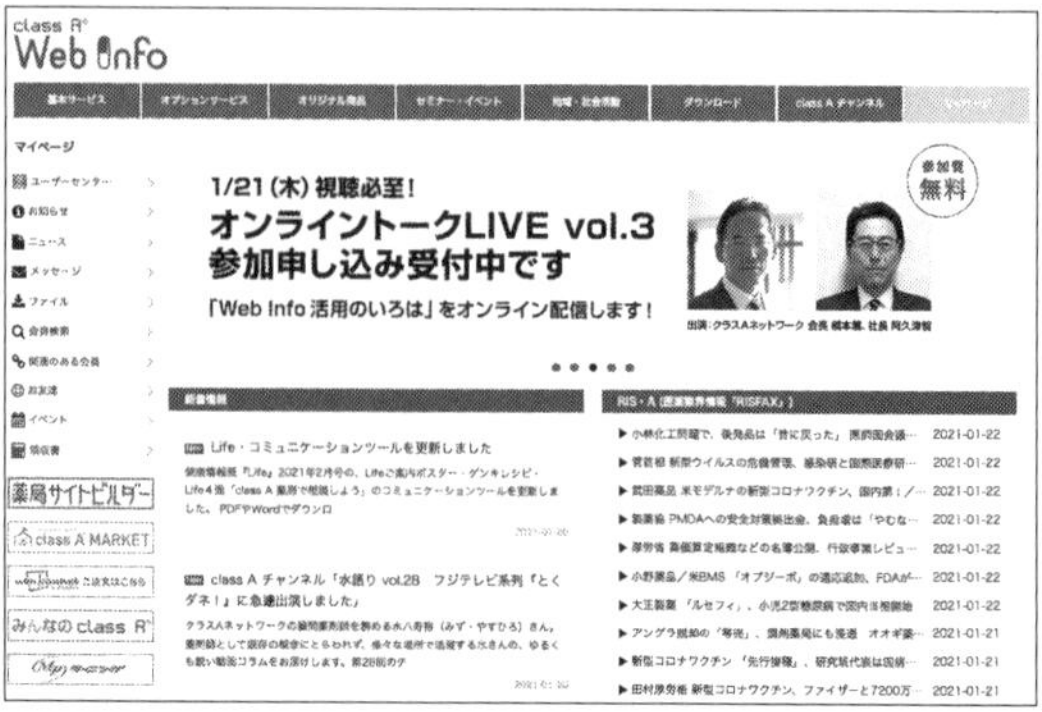
class A
Web Info
1/21(木)視聴必至!
オンライントークLIVE vol.3
参加申し込み受付中です
「Web Info 活用のいろは」をオンライン配信します!
参加費
無料

class A Web Info

ホームページ制作

顧客は、常に臆病であることを理解しなくてはいけません。特に、初めて訪れる人が事前に薬局の情報を確認し、気軽に来局できるようにするためにも、準備をする必要があります。

薬局のホームページは顧客、地域社会に対しては当然のことながら、全国、全世界に発信していくことが現代の情報発信の基本です。同じようにホームページ、ブログなどもこまめに更新をすることが、顧客、地域住民、スタッフの信頼感につながります。優秀なスタッフの募集ツールとしても、強力な力を持ちます。

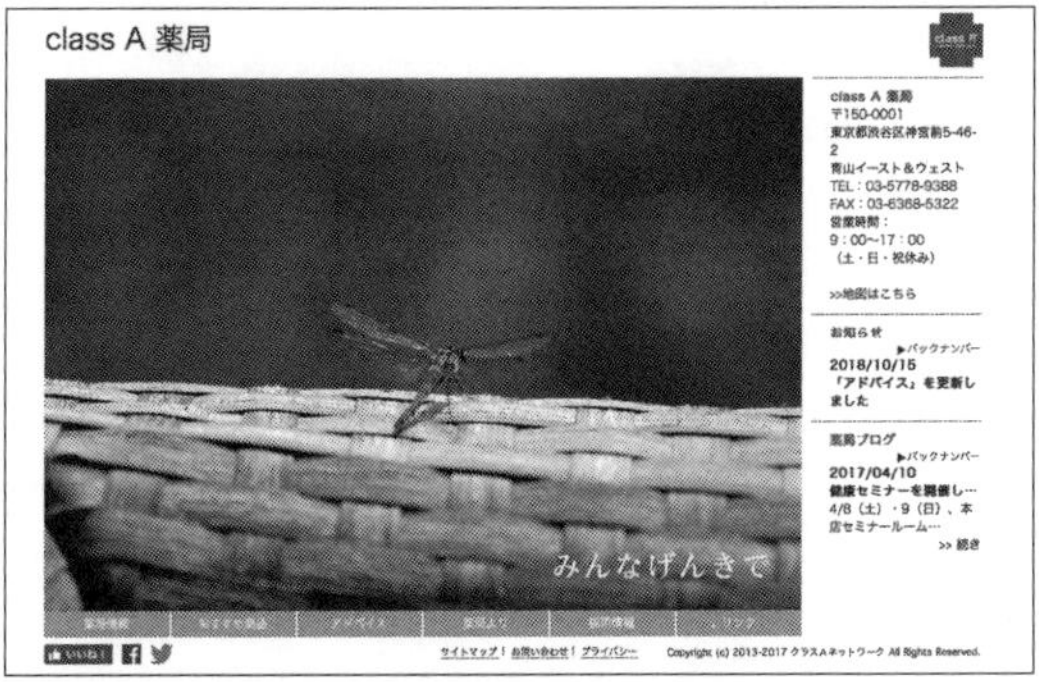

class A ホームページ作成支援

（6）商品のチカラ支援

class A ヘルシーライフクラブ商品

流通業界は、今大きな曲がり角に来ています。

スーパーやドラッグストアの売り場では、消費者が安さを期待しているために、エビデンスなどは有効な武器になりません。売り場は売りやすく条件が良い商品ばかりを仕入れることになります。

大手コンビニの場合には、棚に商品が並ばなくてはスタートラインに立てないために、メーカーは商品採用を求めて広告宣伝にしのぎを削ります。そのため、棚の上は莫大な資金力があるメーカーの、消耗戦の場と化しています。

しかし、派手に宣伝されている商品が良い商品とは限りません。良心的に作られた本当に良い商品はたくさんあります。

そんな良い商品を手がけるメーカーの期待を受け、保険薬局専売のオリジナル商品開発も行っています。

ここで紹介する「もち麦」は薬局で差別化して販売したところ、薬剤師から広く支持され、売り上げを伸ばしたという成功事例です。もち麦の成功を受け、その後、「黒酢」「プロポリスのど飴」とヒット商品を生んでいます。

10年前に、あるビール会社の担当者が訪ねてきました。持ち込んできた商品はエビデンスもあり、良い商品でありながら全く売れず、終売寸前という代物です。それが薬局の常識を変えることになる商品とは、その時には思いもしませんでした。

それは、ビール会社とカナダのサスカチュアン大学との共同研究により開発された品種で、協働契約栽培でカナダの農家で作ったもち麦でした。

もともと日本で一般的に食べられている麦はうるち麦で、当時、もち麦は1％も流通をしていません。そのもち麦は、話題の大麦β-グルカンを含む食物繊維が豊富で、白米の25倍も含まれており、うるち麦とは全く違う美味しいものでした。

なぜ売れないのかが疑問でしたが、売っている場所を聞いて、合点がいきます。スーパーマーケットとドラッグストアで売ろうとしていたとのこと。

「もっちり麦」と名付けたこの商品は、食物繊維の豊富さなど、明快なエビデンスがあり、さらに美味しさを誰もが体感できるため、保険薬局専売商品としました。パッケージのデザインを薬局向けに変え、再出発です。毎月の売り上げは上がり、処方箋を持っていないが「もっちり麦」を目的に来局してくれる人の報告が全国の薬局から入り始めたのです。そして今では多くの薬剤師がもっちり麦を食べ、そして推奨してくれるという商品になり、大ヒットしました。

ここで留意するべきは、ドラッグストアで売れないから薬局でも売れないわけではないということです。

値引きや安く売ることが流通の常識になった今、適正な価格を守って販売できる薬局は、メーカーから新たな販売網として注目を集めています。

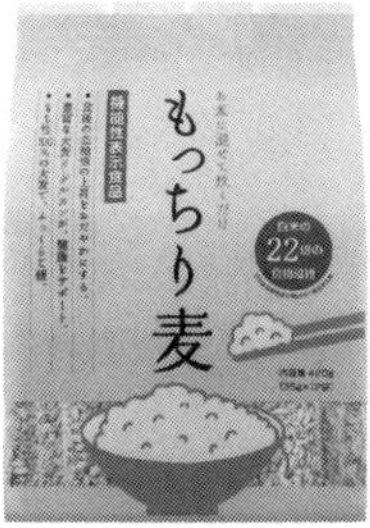

もっちり麦

白米の20倍以上もの食物繊維を含み、特に注目を集めている大麦β-グルカン(水溶性食物繊維)が豊富。大麦β-グルカンにはコレステロールが高めの方のLDL(悪玉)コレステロールを下げる機能、おなかの調子を整える機能があることが報告されている。原料は一般的な大麦に比べてもちもちした食感が特徴のもち種の大麦を使用し、独自の加工法によって白米にもよくなじみ、おいしく手軽で続けやすい麦ごはんで、不足しがちな食物繊維を補う。

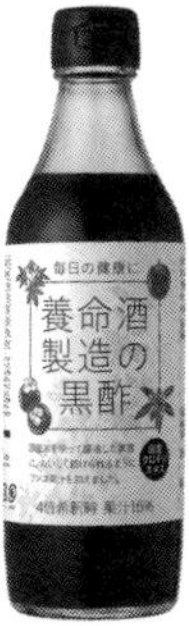

養命酒製造の黒酢

米黒酢の抗糖化作用に着目し、中央アルプス生まれの極軟水、国産米を使って醸造。国産クロモジエキスや、果物の「女王」マンゴスチンのエキスなど、こだわりの原材料を用い、長野県産のまろやかなリンゴ果汁で美味しく仕上げてある。

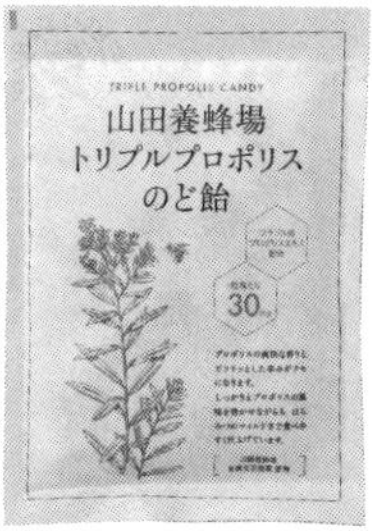

山田養蜂場トリプルプロポリスのど飴

自社従業員の冬場の健康管理のため、従来品と比べて3倍にあたる、1粒30MGプロポリスエキスを配合して開発された。プロポリスの中でも健康価値で注目されているブラジル産グリーン系プロポリスだけを使用。

ＯＴＣ医薬品

厚労省からは再三再四、薬局でありながらＯＴＣ医薬品すらも置いていない「調剤薬局」がいまだにあるとお叱りを受けています。

その原因の一つとして、取引先の卸が積極的にＯＴＣ医薬品を取り扱ってくれないために、現金問屋から購入したが、結局は期限切れになって廃棄せざるを得なかったという悲しい話も聞きます。

そんな問題を解消するために開発された『生活百薬』は、ロットで仕入れるのが当たり前のＯＴＣ医薬品を１個から仕入れられる

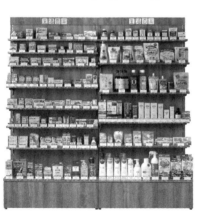

生活百楽

売り場としてメディパルグループの協力を得て提供しています。薬局は、什器も含めパッケージとして要指導医薬品等の48品目を取り揃えることができます。

薬局製剤

薬局製剤は薬局にとって、とびきり強力な武器です。

薬局製剤を取り扱っていた薬局は半数以上でしたが、今では数千軒という単位に減少してしまっているそうです。

「薬局側の業務の負担になるわりに売れない」というのが、取り扱い薬局減少の原因のようです。

しかし、薬局製剤はあなたの薬局の可能性の塊です。差別化がしにくい薬局にとっては、またとない商材と言ってもいいでしょう。

売れる仕組みづくりを再構築しましょう。

売れない原因は、みんなが知らないからです。世間との認知に大きなずれがあります。

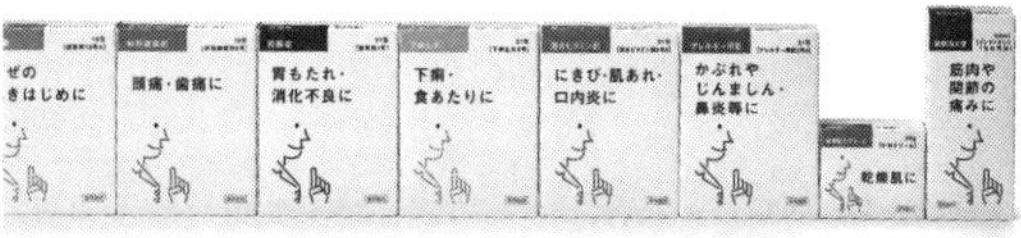

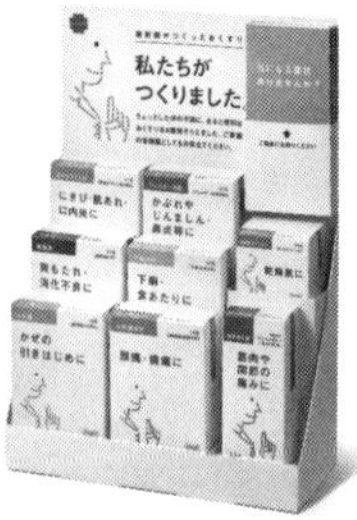

class A 薬局製剤

こうした知らないものを、人々は購入しようとはしません。さらに興味を持ってもらい、欲しいという感情を呼び起こすプログラムを作らなくては、薬局製剤が広く多くの人々に使ってもらえることはありません。

成功のストーリーを想像してみましょう。販売プロセスを考えて、ポスターから始まり、パンフレット、パッケージ、店頭ディスプレイなどで売れる仕組みを作り、魅力的なクリエイティブで薬剤師の自信を伝えます。

実は、このような作業を行わないために、薬局や薬剤師の魅力が伝わっていないシーンは数多いのです。

class A マーケット—薬局のための新しい卸

調剤だけでなく、生活に繋がる薬局活動を行うときに問題となるのは、商品の取り揃えです。

「もっちり麦」のように、ドラッグストアにない魅力的な商品は、世の中に無数と言っていいほどあり、そんな数多くの商品を取り揃えることは現状のプラットフォームでは不可能です。

薬局は今まで調剤事業だけをやってきただけに、取引先は医薬品卸が中心となり、商品調達には限界がありました。いろいろな商品の取り扱いを考えても、仕入れ先がないというジレンマの中にあります。

現代は、インターネットテクノロジーを活用すれば卸活動もできる時代です。メーカーも直接、薬局に届けることが可能になりました。

あとは卸値でいろいろな商品がメーカーから直接薬局に届くネット卸のシステムを

作り、メーカーを開拓し魅力的な商品を増やせば新たなヘルスケア卸が出現します。

今までの卸では不動在庫になりやすいロングテール（販売機会の少ない商品でもアイテム数を幅広く取り揃えること、または対象となる顧客の総数を増やすことで、総体としての売り上げを大きくするもの）商品も、このようなシステムがあれば、薬局は簡単に商品を選び、メーカーから直送された商品を店頭で販売することが可能になります。

これから薬局側に必要なスキルは、顧客のために商品を選ぶ目です。

今までのように卸が勧める商品を置くだけではなく、マーチャンダイジング（マーケティングの一つで、顧客の欲求を満たすような商品を、適切な数量・価格で市場に提供する企業活動）も大事な仕事になります。

スタッフが自主的に、薬局内の商品構成に責任を持つことが重要です。

もちろん、そのようなマーチャンダイジング技術は、class Aアカデミークラブでもバックアップしていきます。

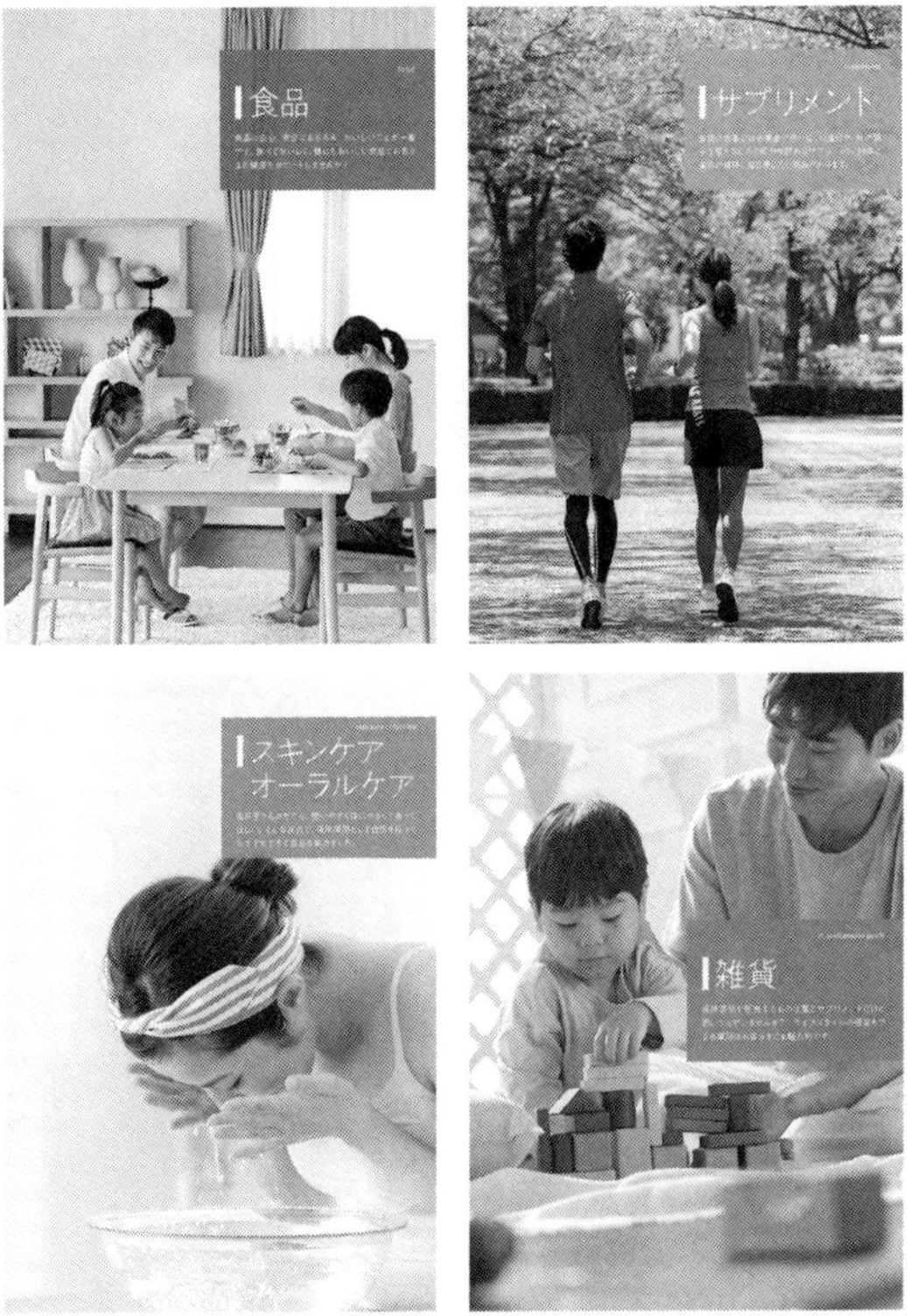

class A MARKET
Lifestyles of Health

ヘルスケア商品卸売サイト

5　集合知のチカラ──新しいチカラの発見

パートナーとして活動しているメディパルグループの現場の力もあり、class Aプロジェクトには、開始と同時に瞬く間に5000を超える薬局が入会してくれました。そして数年が経ち、想定していなかったことが起こり始めました。

当初は全国の会員薬局から集めた会費を使って、制作をしたいろいろな支援ツールを届けることだけがclass A 活動でした。その後、徐々に会員薬局の顔が見えると同時に多くの情報が共有化され始めます。コミュニティの発生でした。

もともと個人薬局をはじめ、全国の地域薬局の集まりで構成されるclass Aは、多様性に満ちた考え方で構成されています。それは宝の山です。

たくさんの人の意見や知識を集めて分析すると、そこからより高度な知性を見いだすことができます。これを集団的知性、集合知と呼んでいます。グーグルやウィキペディアを通じて新しい社会が生み出される現象などに象徴されますが、集合知を実感するclass A もその一つかもしれません。

集合知については、アイルランドの劇作家でもあるバーナード・ショーが言った言葉がわかりやすく表現しています。

「君と僕とがりんごを交換したら、それぞれ一つずつ持って帰れる。しかし、アイデアを交換したら、二つずつ持って帰れる」と。

この集合知こそがclass A の中心にあります。class A は5000を超える多様なアイデアの集合知なのです。この時から5000のチカラが一つになって自ら活動を始める有機体となったのです。

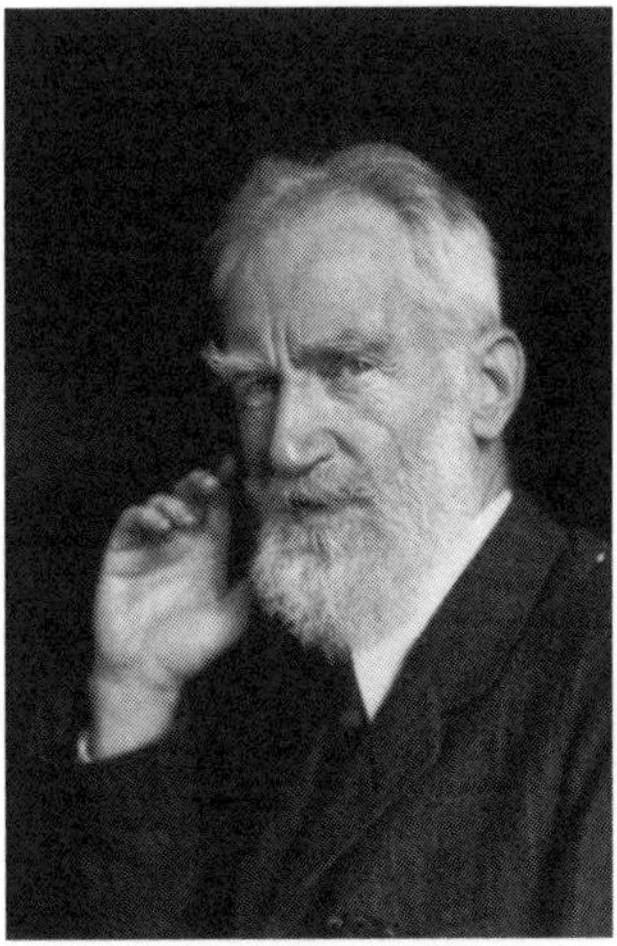

バーナード・ショー

薬局へ行こう!ウィーク

一人でも多くの人に「薬局が地域の人たちの健康づくりのお手伝いができるところだと知ってほしい!」というメンバー薬剤師の発案で、毎年6月1~7日の1週間は「薬局へ行こう!ウィーク」として活動することを呼びかけています。

本来、薬局は地域の人々の健康を守る一番身近な存在です。その認知向上と、もっと薬局に気軽に足を運んでもらうために、class A参加薬局だけに限定せず、全国6万の薬局が自由に参加できる活動です。このように良いことはオープン化し、国民の健康寿命延伸に繋げ、みんなで「調剤薬局」のイメージを打破すべく盛り上げています。イベントに使用できるツールとして、ロゴマーク・イベント開催支援ツール・案内チラシ(ポスター)・ニュースリリースのひな型も用意し、ダウンロードして自由に使える仕組みを作りました。

参加薬局は200店から始まり、3年で2000店を超えました。

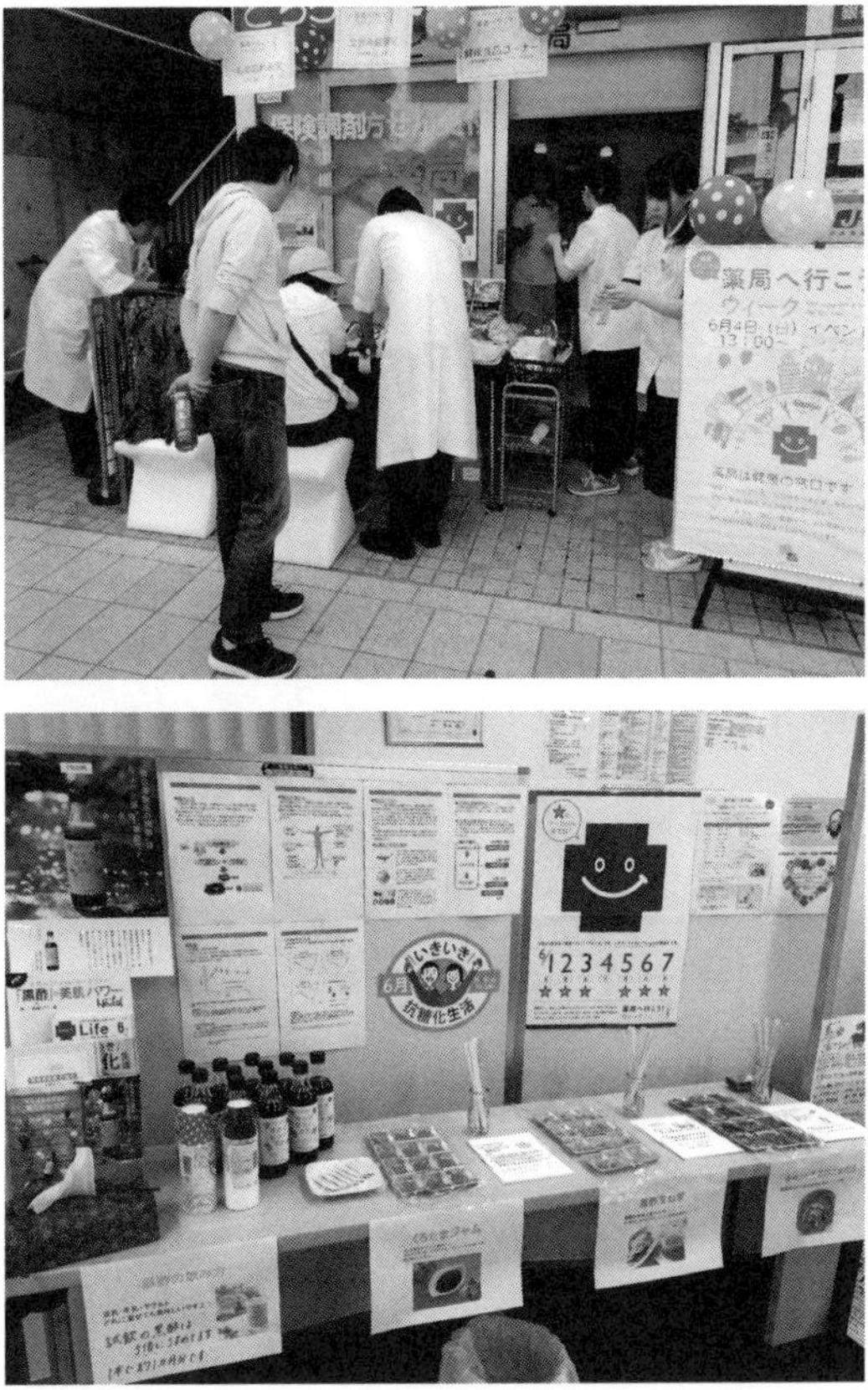

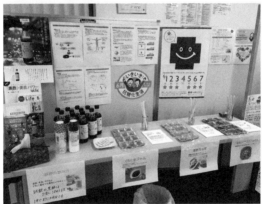

薬局へ行こう！ウィーク

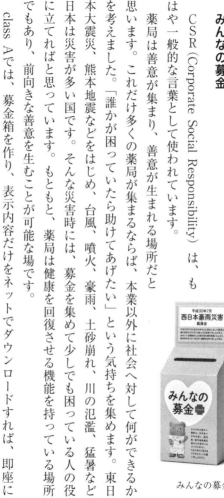

みんなの募金

CSR（Corporate Social Responsibility）は、もはや一般的な言葉として使われています。

薬局は善意が集まり、善意が生まれる場所だと思います。これだけ多くの薬局が集まるならば、本業以外に社会へ対して何ができるかを考えました。「誰かが困っていたら助けてあげたい」という気持ちを集めます。東日本大震災、熊本地震などをはじめ、台風、噴火、豪雨、土砂崩れ、川の氾濫、猛暑など日本は災害が多い国です。そんな災害時には、募金を集めて少しでも困っている人の役に立てればと思っています。もともと、薬局は健康を回復させる機能を持っている場所でもあり、前向きな善意を生むことが可能な場です。

class Aでは、募金箱を作り、表示内容だけをネットでダウンロードすれば、即座に募金活動を開始できるようにしました。

みんなの募金箱

みんなが講師

研修は一般的にはプロ講師によって行われますが、class Aの会員薬剤師、スタッフ、経営者それぞれが持つ多様なスキルに着目し、講師を任せています。

薬のことはもちろん、ストレッチやアロマ、商品販売などの成功事例を共有し、5000の仲間が5000の仲間に伝えていく活動を始めました。

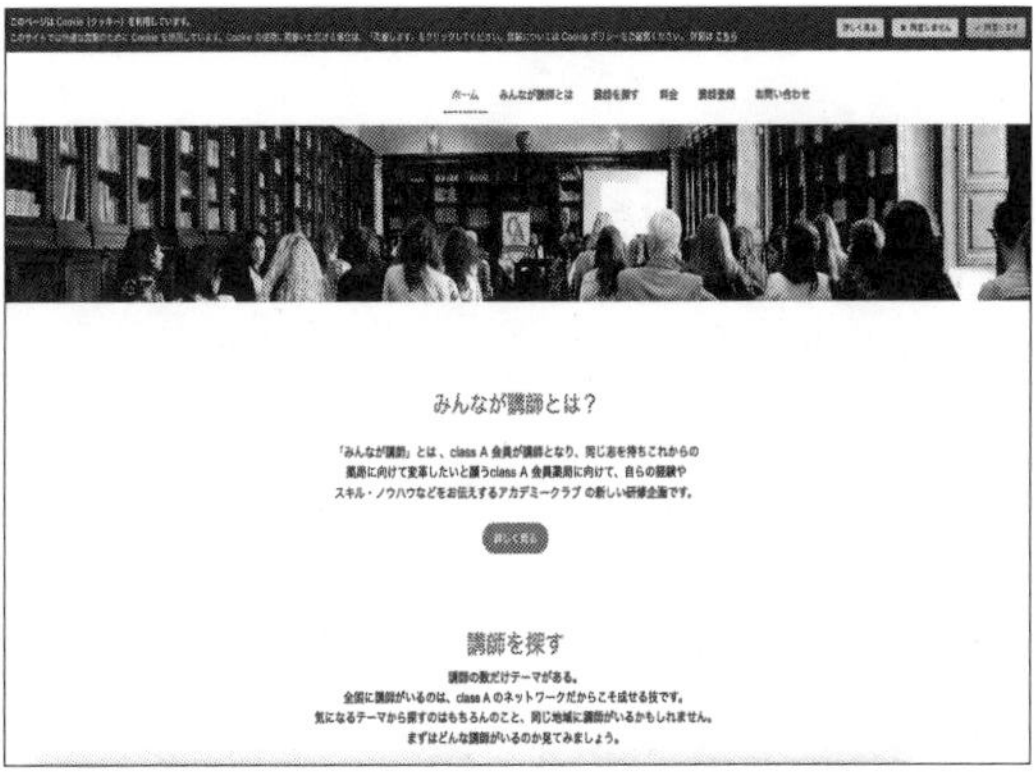
ホーム
みんなが講師とは
講師を探す
料金
講師登録
お問い合わせ
みんなが講師とは？
「みんなが講師」とは、class A 会員が講師となり、同じ志を持ちこれからの薬局に向けて変革したいと願うclass A 会員薬局に向けて、自らの経験やスキル・ノウハウなどをお伝えするアカデミークラブ の新しい研修企画です。
講師を探す
講師の数だけテーマがある。
全国に講師がいるのは、class A のネットワークだからこそ成せる技です。
気になるテーマから探すのはもちろんのこと、同じ地域に講師がいるかもしれません。
まずはどんな講師がいるのか見てみましょう。

みんなが講師

感性経営塾

人生は最高の体験をするためにあります。

ジョブズが話した「Connecting the dots」のように、人は体験によって学ぶことも多いものです。

日々の調剤業務や薬学のスキルアップで忙しい薬剤師に、感動を呼ぶ体験セミナーを企画しています。一人ではできないが、集まれば可能なことは数多くあります。

数々の貴重な体験をし、新たな発想を生み出す原動力になっています。

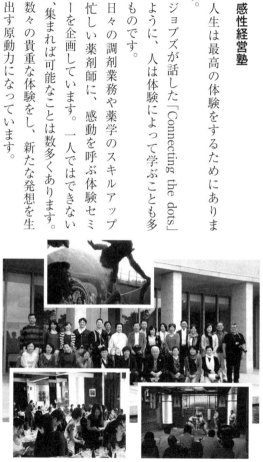

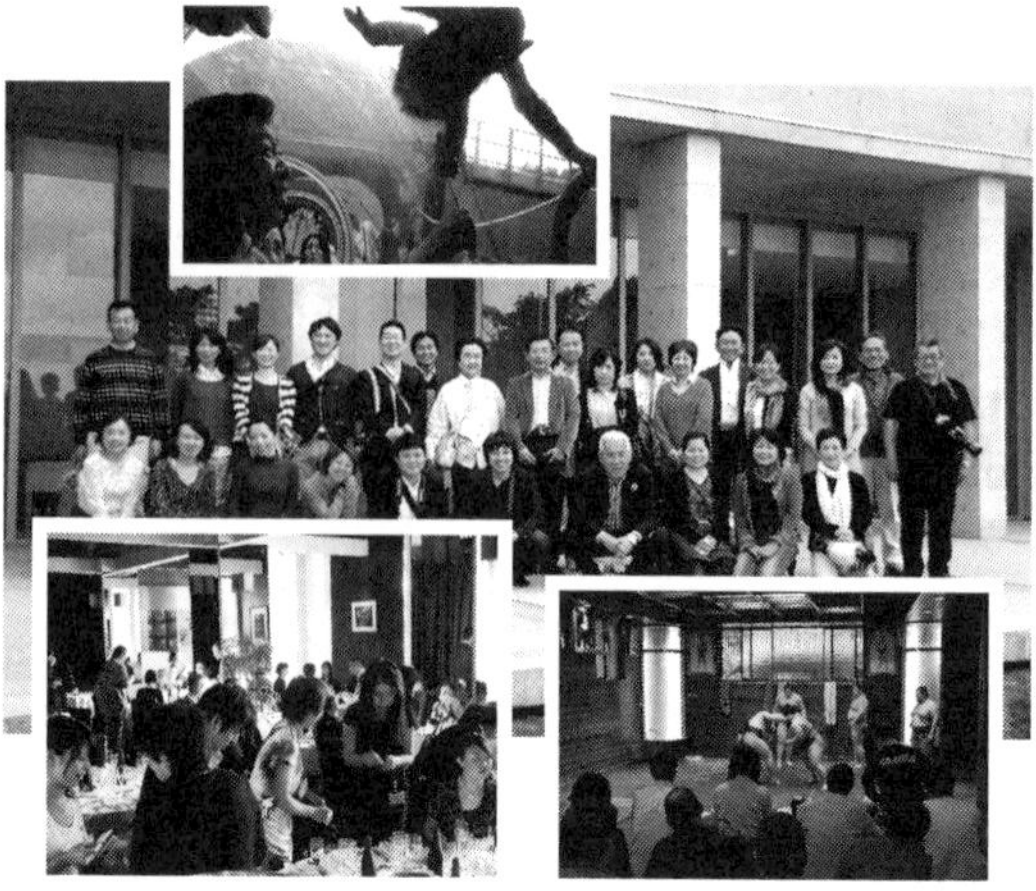

感性経営塾

6　明るい未来の日本へ

Connecting the dots の最後の「点」をお話しします。

私は、1990年代後半にclass A 活動の原点になる仕事と出合いました。

サントリーは、山梨県内の昇仙峡に日本では最大のワイナリーと、長野県との県境の白州にはウイスキーの蒸留所を持っています。これらの施設への来場者増と、地元の活性化および施設内消費を増やせるようなリゾート計画のプランニング依頼が舞い込みました。山梨県へ提案する企画です。

しかし、バブルはすっかり終焉し、以前のように新たに大型投資をする開発は考えられない状況でした。一筋縄ではいかない時代の計画です。

私は困り果てながら地図を見ていて、面白いことに気がつきました。山梨県の地理的特徴は、中央を横断する街道の存在です。甲州街道は、昔から交易の要所として信州と江戸を結んできた大動脈です。

その甲州街道は宝の山だったのです。

調べれば、街道沿いには日本酒の蔵元13軒、甲州銘柄をはじめ80を超えるワインの醸造所、サントリーのウイスキー蒸留所など、酒に関してはバッカス街道とも呼べるような特色がありました。さらに、街道沿いに文化が発達し、美術館、博物館、資料館合わせれば、なんと100を超える施設が存在しています。

以前のリゾート開発では、ホテルを中心とした施設の建設が当たり前でした。しかし、そんな時代は過ぎ去りましたが、バブル経済は素晴らしい遺跡を残してくれていたのです。

それらを繋ぐと、山梨県全体に巨大なリゾートが完成することになります。オンデマンド新交通システムを活用すれば良いだけだったのです。必要なところでボタンを押せばシャトルバスが回ってきます。

これらは今後の日本の活性化として、極めて有効な手段です。バブル経済により日本国中に諸々の施設が建てられたわけですが、そんな資産を繋ぎ合わせるだけで、新しい価値を生み出します。今や日本の「作る時代」は終わりました。「作る時代」から「活用する時代」へ、インフラ活用時代の到来です。すでに存在する日本にある多くのインフラの活用が始まります。

薬局も例外ではありません。

薬局は6万に達する数となり、訳知り顔で数が半分になることを語る者もいますが、医薬分業制度は思いもかけない社会インフラを、いつの間にか構築していたわけです。厚労省にとっても想定していなかった未来を、知らないうちに作り上げていたと言ってもいいでしょう。

特筆するべきは、これらの薬局をインフラに変えることは大きな費用を必要としていません。

ただ、薬剤師、薬局経営者さえ気がつけば良いだけです。薬局関係者の意識を変えるだけで世界に誇る国民の健康インフラが出現するのです。

薬局・薬剤師の存在価値は、もはや処方箋通りの、正しい薬を出すことだけではありません。薬は従来から人々の健康のためのものでした。薬剤師は昔から人々に健康を提供する存在だったのです。

今や「調剤薬局」という名の薬局が否定されているように、薬局としての価値は、社会との関係のなかでこそ評価されます。健康という資産の重要性に真っ先にたどり着いた超高齢社会の日本は、世界中の未来への規範を作り上げる機会をもらったのかもしれません。

だからこそ、そのなかで薬局、薬剤師の果たす役割には大きな期待がかかります。日常生活の中にいる薬局薬剤師の重要性はますます増し、そんな未来を見据えた活動のなかで行うべきは**薬局の再発明**です。

新型コロナウイルス感染症の流行は、薬局の優勝劣敗を作り出しました。ヘルスケアプロショップ化に向かい、地域に根ざした活動を日頃から行う薬局の成長が明らかになり、そのような薬局には未来が見えています。

さらにヘルスケアプロショップがネットワーク化することにより、日本国中で社会インフラとなって、健康という「トキメキ」を咲かせます。

先進国の多くが超高齢社会に次々と突入するなか、薬剤師たちによって幸せな健康長寿社会を作り上げた日本の姿に、世界は明るい未来を見ることになるでしょう。

薬剤師をはじめとする薬局スタッフ、経営者が主役となり日本を輝かせるときがやってきたようです。

単なるフィクションで終わるのか、現実となるかは、薬剤師らの行動にかかっています。

おわりに

最近、行動経済学が話題を呼んでいます。

2007年には、ダニエル・カーネマンとエイモス・トベルスキーが、行動経済学でノーベル経済学賞を受賞しました。彼らは「プロスペクト理論」という現状維持バイアスに関して述べています。

現状維持バイアスとは、人が変化や未知のものを避けて現状維持を望むという心理作用のことで、現状から未経験のものへの変化を嫌い現在の状況に固執するというものです。「安定の損失」と捉えられています。

幸か不幸か、私には現状維持バイアスがあまりなかったようで、面白く感じたことだけをしてきました。

何しろ新しもの好きで、なおかつ前向きな性格からか、その結果、思いもかけないジャンルの仕事を頼まれることが多かったようです。専門分野でもなく、ノウハウもからっ

き し持っていない仕事を頼まれると、当人は至って楽観的に捉え、「歴史上初めての発明でもないのだから、どうせ誰かがやったことがある仕事だし、なんとかなるだろう」とノー天気に引き受けることになります。

都会の軟弱なゲレンデスキーヤーだった私が、ひょんなことで新幹線駅直結のスキー場を作るはめになりました。

そんな何も知らない人間が200億円もの予算を預けられ、コンセプトを作り、ネーミングや駅などのデザインから現場でのディレクションまでを行い、ガーラ湯沢が出来上がりました。

「これからはスキー場の専門家としてやっていけますね!」との外野の声もありましたが、その道を極める専門家やコンサルタントになることにはトンと興味を持てませんでした。それよりも、知らない新しい世界に飛び込み、何かを作ることに魅力を感じていたわけです。

当時はちょうどバブル景気の真っ只中。世の中全体がプラス思考で動いています。大手企業は我先にと新規事業開発の部署を作り、各地のリゾート開発や都心の再開発、新空港建設などの日本国内の開発案件はもちろん、海外の案件も数多くありました。

「日本が世界のすべてを変えていく」というトンデモない妄想の時代は、私に様々な機会と経験を与えてくれました。沖縄だ、バリだ、モルジブだ、さらにはハワイのカウアイ島に山手線内の広さのリゾートを買収したから見てほしいなどと、週替わりで案件が入ってくる日々は、それなりに大変ではありましたが、はたから見れば問題集を与えられ、クイズを解くような感覚で楽しい勉強をしているように映っていたかもしれません。

そのような仕事は必ず誰かの紹介があり、多くの素晴らしき先輩諸氏にチャンスを作ってもらっていました。

ある時、常日頃思っていた「専門的な知識もないのになんで私が？」という疑問を、ガーラ湯沢開発の責任者でもあったＪＲ東日本の役員に酒席で訊ねました。そのときの答えが、その後の私の活動に大きな影響を与えてくれることになります。

「感性を見込んで」などの喜ばしい答えを期待してもいましたが、彼は「そりゃ、橋本さんが専門家じゃないからだよ」と愉快そうに一笑に付されました。確かに競合他社を詳しく知っているわけでもなく、業界内の自主規制に至っては全く無知な人間でしかなかったのです。

それまでは、専門家でないことにどこか「知らないコンプレックス」がありましたが、期待されていることは専門家じゃない、素人の、ひとりの消費者の視点を大事にしていくことだったと気づかされました。

世の中で一世風靡するビジネスモデルも、時が経つにつれ必ず終焉を迎えます。そこから困難に直面しブレークスルーが起こり、新しい時代がやってきます。その起点は生活者であって、彼らのより良い世界を実現することのみによって革命的進化は起こります。

超高齢社会の到来は、だいぶ前から訪れることがわかっていたにもかかわらず、それに対応する手立てもなく今を迎えています。

今までの社会システムは、急速な変更を求められていますが、残念ながら全てが後手に回っています。これらは現状維持バイアスが社会全体に蔓延していた結果だと言ってもいいでしょう。

その結果、団塊の世代が後期高齢者にさしかかり、社会保障の受益と負担のアンバランスの是正が叫ばれ、国民医療費はますます問題化し、診療報酬改定は厳しいものになっていくことは必然です。

そんな中、保険薬局を取り巻く状況を見れば、すでに調剤薬局というビジネスモデルは崩壊していると考えて然るべきではないでしょうか。

今回のコロナ禍、このような状況だからこそ国民は健康維持の重要性を知り、それらを応援できる、まだ見えない社会機能の存在の出現を待ち望んでいます。薬局の新しい社会的機能を発揮するときではないでしょうか。

社会を変えていくのは、国や企業いわんや政治家などではなく、生活者一人一人の力であり、薬剤師はその生活者でもあることを最後に申し添えておきたいと思います。

The best way to predict the future is to invent it.

– Alan Curtis Kay

橋本　薫（はしもと　かおる）

株式会社クラスＡネットワーク会長
株式会社エムエフディィ会長
1949年9月1日、東京都杉並区荻窪生まれ。
武蔵野美術大学産業デザイン学部卒業。
サンアド企画本部長を経て、株式会社エムエフディィ（企画）、株式会社クラスＡネットワーク（薬局支援）を設立。法政大学キャリアデザイン学部、武蔵野美術大学講師を歴任。主な活動にJR東日本ガーラ湯沢、JR西日本大阪駅再開発、ハーゲンダッツ、サブウェイなどがある。2005年にメディパルホールディングスにこれからの健康社会のあり方を提案し、class A活動が始まった。

評言社 MIL新書 Vol.008

クリエイティブディレクターが起こす調剤薬局革命

2021 年 6 月 1 日　初版　第 1 刷　発行

著　者　橋本 薫
発行者　安田 喜根
発行所　株式会社 評言社
東京都千代田区神田小川町 2-3-13 M&C ビル 3F
（〒 101-0052）
TEL 03-5280-2550（代表）　FAX 03-5280-2560
https://www.hyogensha.co.jp

企画制作　株式会社 エニイクリエイティブ
東京都新宿区四谷 1-3 望月ビル 3F（〒160-0004）
TEL 03-3350-4657（代表）
http://www.anycr.com

印　　刷　中央精版印刷 株式会社

ISBN978-4-8282-0724-7 C3247
定価はカバーに表示してあります。
落丁本・乱丁本の場合はお取り替えいたします。